確実に痩せて
リバウンドしない

晩ごはんダイエット

決定版

私に起こった三つの変化

① 7ヶ月で、体重が12キロ落ちました（1ヶ月で3キロ）

② 下腹ポッコリが消えました

③ 体脂肪率が、29パーセントから19パーセントに減りました（1ヶ月で6パーセント）

晩ごはんダイエットのいいところ

① すでに5年、リバウンド知らず

② 食欲と闘うという無理がありません

③ 年齢・性別に関係なく、家族みんなにいい影響

④ スタイルもお肌もキレイになって、おしゃれも楽しい！

⑤ これぞ、究極のアンチエイジング！

はじめに

この本は、10代の若い人から50代の人まで、年齢や性別に関係なく、健康にきちんと痩《や》せられる方法をまとめた本です。

ダイエットに何度も失敗した私がついにたどりついたのは!?

実は私は、今、50代。健康関連の取材をしたり、記事を書く仕事を持つ主婦です。

これまでの人生で、何度ダイエットに挑戦してきたことでしょう!

もともと、ちょっと食べすぎると、すぐに太ってしまうありがたくない体質のおかげで、若い頃から、私の人生はいつもダイエットと共にありました。

それにしても、さまざまなダイエット法が流行《はや》っては消え、流行っては消えていきました。

りんごダイエット、ゆで卵ダイエット、ダイエットサプリメント……。

流行のダイエットには一応手を抜かずおつきあいし、血のにじむような努力の末に、なんとか1~2キロは減らしました。

でもちょっと気を抜いたとたん元の木阿弥《もくあみ》。下手をすると、前より太っていることもざら。つまり、リバウンドです。

それでまた、次のダイエットに挑戦する……というのが、これまでの私のパターンでした。

だから、私の体重は減るどころか増える一方、だったのです。

でも、今度は違いました!

もう流行や高価なダイエット薬に振り回されることはやめたのです。

情報をうのみにしないで、自分の頭で考えることにしたのです。

これまでに試した膨大なダイエット体験の挫折《ざせつ》と失敗。

長年こつこつやってきてわかった料理や栄養の知恵と勘。

そういう貴重なデータをもとに、我が太りやすく痩せにくい身体《からだ》を実験台にして、だれよりも弱い意志とだれにも負けない強い食欲を逆手に取り、ついに「晩ごはんダイエット」にたどりついたのです。

ここには、主婦でなければ思いつかない痩せるアイデアがいっぱい詰まっています。

また、何度もダイエットに失敗した者でなければわからない裏ワザが隠されています。

自慢ではありませんが、私は、根気のない性分なので、この「晩ごはんダイエット」は、1ヶ月でしっかり痩せるように計画しました。

お腹《なか》が空《す》くと思考が停止し、何かといいわけを見つけてついついお菓子に手を出す、というあのいじましい感覚もいやなので、「晩ごはんダイエット」では、お腹いっぱい食べられる、ということを最優先させました。

さて、私自身がこの「晩ごはんダイエット」を試した結果、1ヶ月後には3キロ痩せました。

さらにうれしかったのは、単に体重が減っていた、というより、体脂肪がぐんと落ちていたことでした。スタートした時、29パーセントだった体脂肪率が、1ヶ月後には23パーセント。

「こんなことってあるのかしら？」

と、信じられなかったくらい簡単に体脂肪が落ちました。

その方法は、朝と昼はそれまでと変わらない食事をして、晩ごはんの中身をちょっと工夫するだけ、という本当にシンプルなものなのです。

シンプル　イズ　ベスト、とよくいいますが、シンプルな方法は、目標に近づく最短の道だと改めて納得しました。

この「晩ごはんダイエット」を始めたのが、52歳の春。あの頃、私の体重は、54キロありました（身長は、158センチ弱です)。

それが今、42・5キロから43・5キロの間を行ったり来たりです。

何年もかかってここまで体重が減ったのではなく、始めてから1ヶ月で3キロ、そのあと半年くらいで、すーっと12キロくらい落ちてしまいました。

それ以来、何の苦労もなしにこの体重をキープしています。

気をつけているのは、三食ちゃんと食べることと、ちょっとした痩せるコツを使って晩ごはんを作ることくらいです。

それにしても、晩ごはんの中身がこれほどまでに体重に影響するということは、私にとって驚きでした。

この驚きを経験したからには、以前のような無神経な晩ごはんの食べ方は恐ろしくてできません。また、それが、何年もたった今でもリバウンドしない理由だと思っています。つまり晩ごはんにさえ気をつけていれば、一生、スリムな体形を維持できるということなのです。

晩ごはんに気をつけるだけで一生スリム⁉

50代ですが、栄養バランスのよい食事を毎日三度食べているからか、「シワがないわね」とよく人に言われます(もちろん、シワはありますけど)。

痩せてよかった! と思うことは、それこそたくさんあるので、詳しいことは本文でお話ししますが、それまで悩みだった肌荒れ、肩こり、腰痛や便秘、持病の偏頭痛がいつのまにか解消していたことには本当に感謝しています。

これまで、いろいろな方法を試したけれど、どうしても痩せられなかった、という人や、お腹いっぱい食べながら痩せたい、と思っている人は、ぜひ、私の体験を参考にしてください。

私と同じことを始めてから1ヶ月後、必ず、あなたの肌は若さを取り戻し、ウエストのあたりがひきしまり、体重計に乗ってみれば、マイナス3キロの数字を目にすることでしょう。

もう一つ、あなたが家庭の主婦であるなら、この「晩ごはんダイエット」を実行すると、痩せるのはあなただけでなく、家族全員の体脂肪を落とせます。

これは、思いがけないおまけです。

私の主人も、毎晩、我が家で私の作った食事を食べているわけではないのに、いつのまにか5キロ痩せました。

その結果、脂質異常症と高血圧が改善し、先日受けた人間ドックの診断書にも「よく肥満を解消できましたね。もう大丈夫です」と書かれていました。

ちなみに私の診断書には「輝いています。健康!」と最高の賛辞をいただきました。

50代からでも成功できるダイエット。50代で成功できるということは、若ければもっと速く効果が出るということです。

不可能にさえ思えたこの闘いの突破口は、意外にも、家の中のキッチンにあったのです。

キッチンに立って、ダイエットのための理屈を考えた晩ごはん作りをすること。

たったこれだけのことで、私の人生は変わりました。

念願だったダイエットを達成した自信と喜び。

一日も早く、私と同じような晴れ晴れした気分を手に入れてください。

そして、二度とダイエットのことで悩まないよう、これがあなたにとって、最後のダイエットになりますよう、精いっぱいお手伝いさせていただきます。

確実に痩せて
リバウンドしない

晩ごはんダイエット 決定版

contents

part 5
ダイエット最強の友「豆腐」のレシピ集

part 6
食事にちょこっとプラスαで確実に痩せる

part 7
こうして、私は5年間リバウンド知らず！

part 1

私の身体が証明した「晩ごはんダイエット」1週間の効果

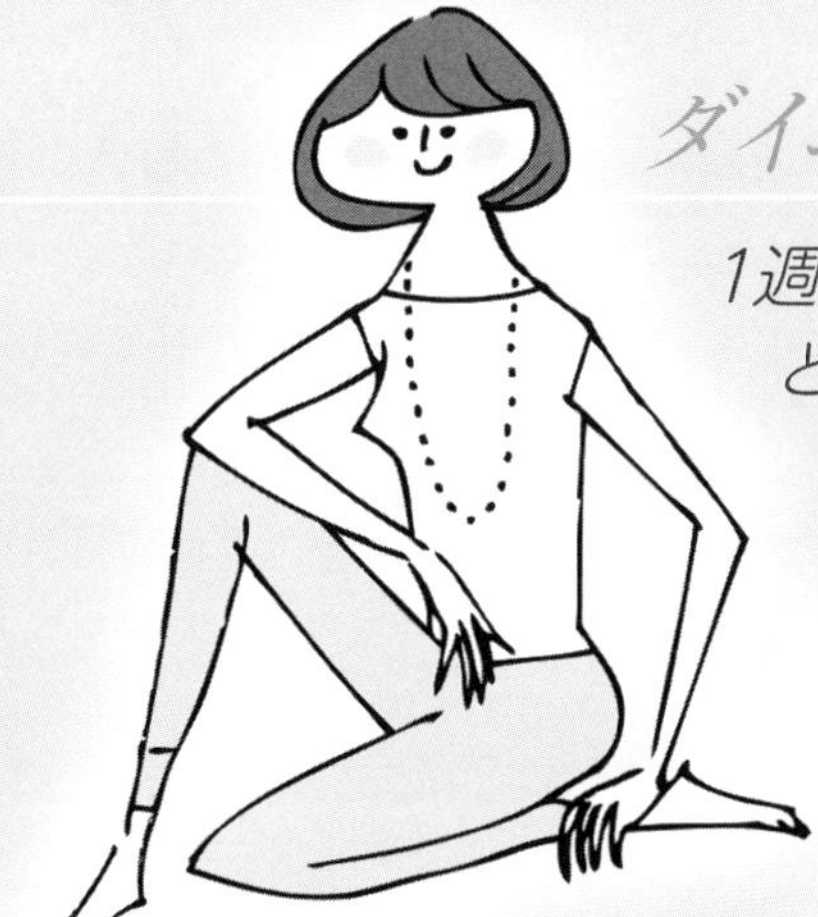

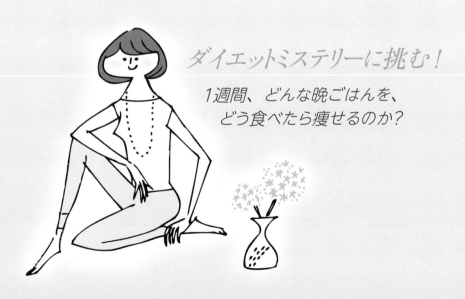

ダイエットミステリーに挑む！

1週間、どんな晩ごはんを、
どう食べたら痩せるのか？

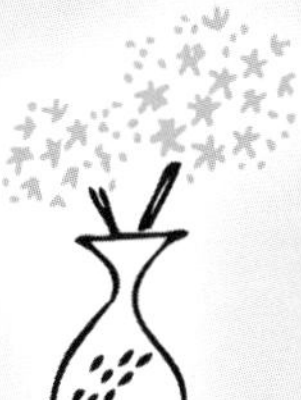

太るも痩せるも、晩ごはんしだい

ダイエットの経験者なら、晩ごはんに何を食べたかによって、次の日の体重が増えたり、減ったりすることに気づいているのではないでしょうか？

極端なことを言えば、

毎日、晩ごはんをほんの少ししか食べなければ、体重なんてたちまち落ちるものなのです。

でも、それができないから、みんなもがき苦しんでいるわけです。

まして、家族は自分一人じゃありません。

我が家にも、大食漢の夫と、文字どおり食べ盛りの息子が二人。

今日は絶対に晩ごはんを少ししか食べない！

とかたく決意しても、彼らのために肉を焼いたり、餃子を作ったりしているうちに決意なんてどこへやら、だれよりも先に箸《はし》をつけているのが私、なんてことがしょっちゅうでした。

これじゃあ、いつまでたってもダイエットなんてできません。

つまり、生涯、私が痩せられる日は来ないのです。

そう思った瞬間、私は、真剣にダイエットのための晩ごはんの作り方と食べ方を研究しようと決めました。

晩ごはんを制する者は、ダイエットを制する！

のです。

もともとダイエットの本や雑誌は山のように買い込んであります。

初心に戻って、資料の山をひっくり返しながら、今度こそ絶対に痩せてやる！　というかたい決意のもと、おびただしい数のダイエット本をむさぼるように読みなおしました。これまで足で稼いだ取材データも分析しなおしました。

するとと不思議なことに、これまで何度も読んだ資料なのに、今まで読み落としていたことが次々私の目に飛び込んできました。

突然、一つのアイデアを思いつきました。

なぜか、それを実行すれば簡単に痩せられる、という強い自信がわいてきました。

と同時に、すごくうれしくなりました。

「ダイエットの秘密を解く鍵」を探り当てたような気がしたからです。

今度こそ、絶対に痩せられる。

……そして、本当に痩せてしまったのです。

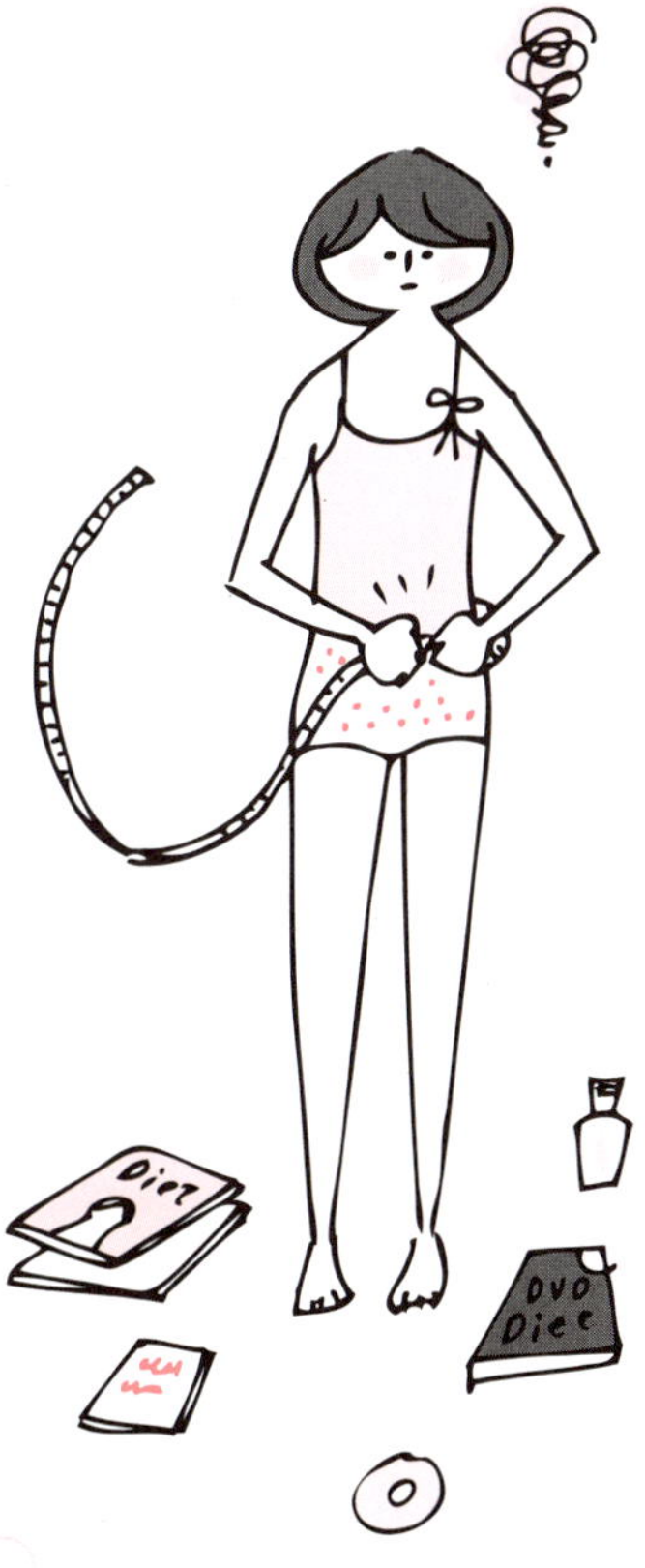

朝、お腹が空いていれば、体重は減っているはず

朝、目覚めた時に、すごくお腹が空いている日と、なんとなく胃袋が重たい、と感じる日があります。

私は、朝、起きると、必ず体重計に乗ります。時間は、7時前後です。

より正確な体重を量りたいので、この時パジャマは脱ぎます。

そうやって記録をつけているうち、面白いことがわかってきました。

先ほど言いましたように、朝、目覚めた時、すごくお腹が空いている日（そんな日はめったにありませんが）に量ると、体重が前の日より、わずかですが減っているのです。

ごくたまに、前の日の体重とまったく同じという時もありますが、たいていは、前の日の体重よりも減ります。

逆に、なんとなく胃袋が重いな、と感じる日に量ると、絶対と言っていいほど、体重は前の日より増えているのです。

なーんだ、そんなこと、当たり前よ、と思うかもしれません。

消化、吸収されない食べ物がお腹の中に残っている分だけ体重が増えている、というわけですから。これは、何か荷物を手に持って体重計に乗ったようなものです。ということは、乱暴な言い方ですが、

前の日の晩ごはんが、次の朝まで、お腹の中に残らないような食べ方を続ければ、体重は減り続ける、

という理屈になります。

私は、このあたりに、ダイエット成功の秘策が隠されているんじゃないか、と考えました。これは、ダイエット史に残る大発見かもしれません。

なぜなら、お腹が空いた状態で朝を迎える、ということは、それほど難しいことではないと思ったからです。

それで、さっそく実験してみようと思いました。

朝ごはんと昼ごはんは、それまでどおりのものを食べます。間食もします。

そして、

晩ごはんだけは、次の朝までお腹に残らないよう、少なめに食べる、

という実験です。

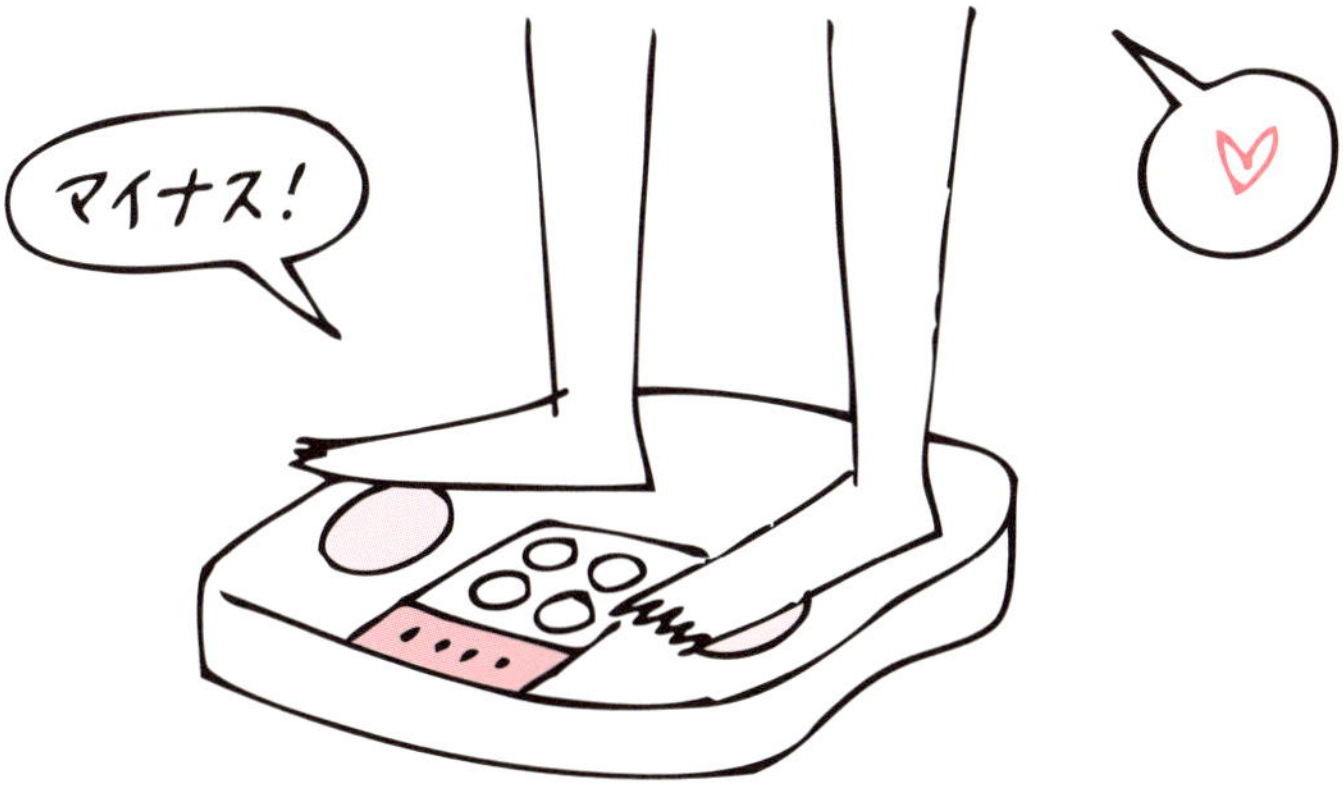

運動をしなくても痩せられるか？　の実験

参考までに言いますと、私は、文を書く仕事をしているので、取材に出かけたり資料を求めに行く以外は、基本的に家の中でパソコンに向かっています。

だから、運動量は決して多くありません。

一般的な主婦よりも、じっとしている時間が長いくらいです。

しかも、スポーツクラブで汗を流したり、エレベーターに乗ればいいところを、わざわざ階段を使ったり、というような努力型でもありません。

ひとことで言うと、スポーツ嫌いの怠け者なのです。

何故《なぜ》、こんなことを言うかといいますと、特別な運動をしないで、ただ食べ物を工夫するだけでも痩せられるか？　という実験をしたかったからです。

とにかく、そういう条件のもとで、実験を開始しました。

とりあえず、1週間。

朝、昼、間食は質も量もそれまでと同じ。晩ごはんだけ、毎晩、いろいろなことを試してみました。

ダイエットの知識はばっちりありましたから、晩ごはんのメニューを考える時に、次のことに気をつけました。

1、なるべく、カツやコロッケなどの油料理は作らない。

2、なるべく多くの種類の材料を使った料理にする。
3、家族用に肉料理を作っても、私は、なるべく肉を食べない。
4、家族が肉を食べている時、私は、魚料理を食べる。
5、なるべく野菜をたくさん食べる。
6、ごはんの量は、多くても茶碗半分にする。
7、デザートは、果物やゼリー、シャーベットなどのさっぱりしたものにする。
8、遅くとも、晩ごはんは、午後8時までに食べ終える。

……大体、こんなところです。

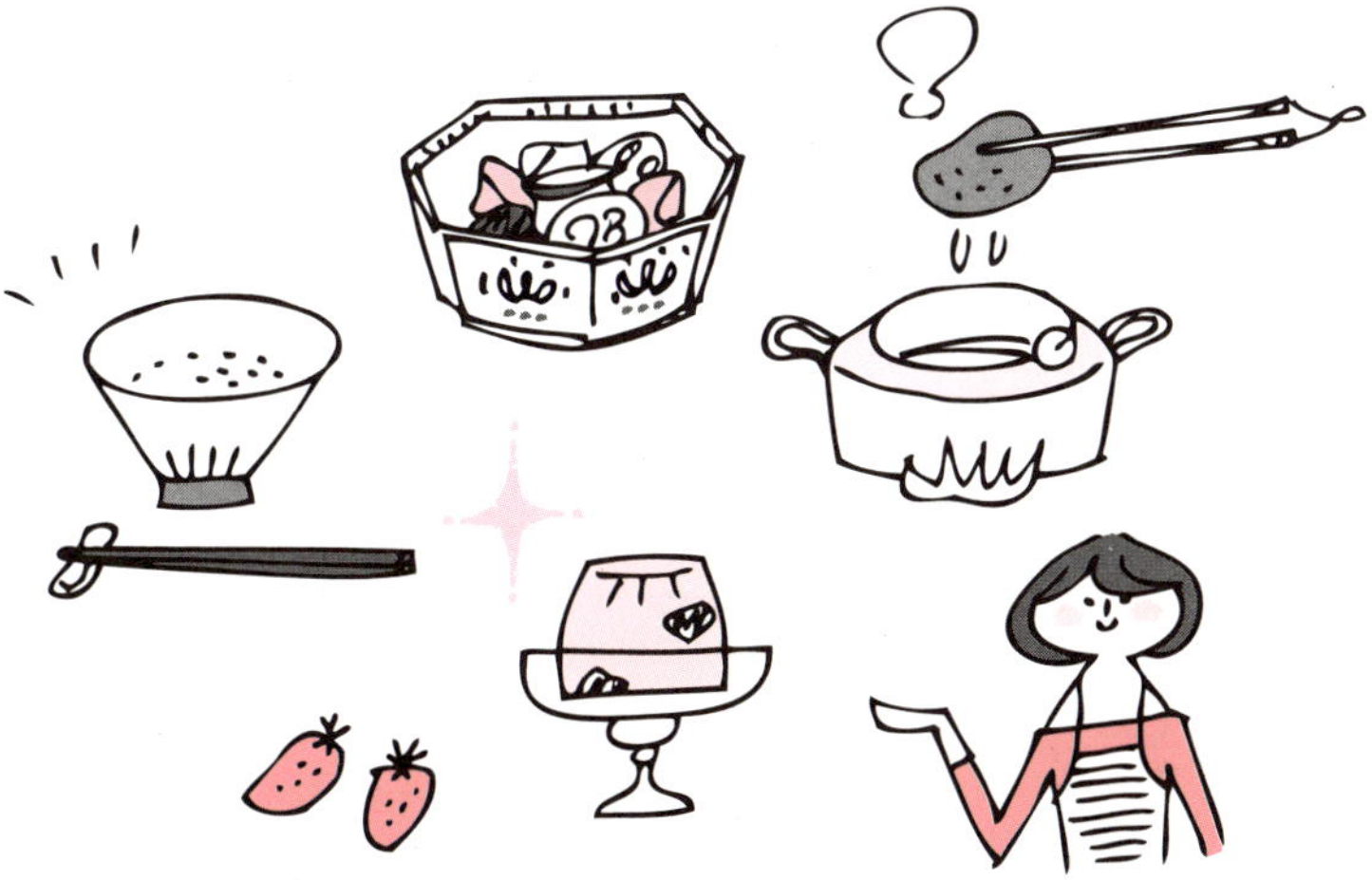

このメニューで、1週間後痩せられるでしょうか？

◎前のページに書いたことに気をつけながら、私が、その1週間に食べた晩ごはんは次のとおりです。

1日目

豚肉のしゃぶしゃぶ（私は、薄い豚肉を3切れだけ。野菜と豆腐をお腹いっぱい食べました）に、ごはんをいつもの半分。デザートにレモンシャーベット。

2日目

豆腐入り肉じゃが（肉じゃがに入っている牛肉は、2切れだけ食べました）、まぐろの刺身、納豆とオクラのあえ物、ごはんを半分。デザートは、みかん。

3日目

ハンバーグステーキを作りましたが、私はそれを食べずに、別に生じゃけのソテーを作りました。それに、ゆで卵、豆腐、トマト、水菜などをミックスしたサラダ、めかぶの三杯酢、あさりのお味噌汁とごはん茶碗4分の1。デザートは、あん団子1本。

4日目

外食。焼き魚、野菜の煮物、天ぷら、刺身などを盛り合わせた松花堂弁当。全部食べました。ただし、ごはんは半分残しました。デザートは、いちご3粒。

5日目

湯豆腐。湯豆腐といっても、白菜、春菊、きのこ類など野菜をいっぱいとたらの切り身、しらたき、麩《ふ》を入れました。家族は、湯豆腐だけではさっぱりしすぎて不満なので、豚肉のしょうが焼きを追加サービスしました。私は、これ以上食べられない、というくらい豆腐と野菜を食べたので、ごはんはなし。ビールをグラス2杯飲みました。

6日目

家族からのリクエストによりビーフカレー。私は、ごはんはいつもの3分の1。カレーは、脂肪を控えて低カロリーに作り、たっぷりかけて食べました。ただし、カレーの肉は1切れだけ。その代わりに冷奴《ひややつこ》。デザートに無糖ヨーグルトのオリゴ糖かけ。

7日目

家族が揃《そろ》う日曜日なので、ボリュームたっぷりの寄せ鍋にしました。豚肉、鶏の肉団子、たら、かき、豆腐、しらたき、きのこ、白菜、水菜など野菜類。なぜか鍋料理の時にはビールを飲みたくなるので、この日、ごはんはなしです。

豚肉を3切れ食べると、翌朝の体重はどうなる？

これらのメニューを食べた1週間後、私の体重はどうなったでしょう？

ちなみに、この実験を開始した時、私の体重は54キロ、体脂肪率29パーセントでした。

一体どんな晩ごはんを食べれば体重が減るのかを突き止めるために、1日目から順を追って検討してみたいと思います。

1日目

豚肉のしゃぶしゃぶ（私は、薄い豚肉を3切れだけ。野菜と豆腐をお腹いっぱい食べました）に、ごはんをいつもの半分。デザートにレモンシャーベット。

これを食べた次の日の朝。目覚めた時、胃がどんなぐあいになっているか、お腹のあたりに意識を集中してみました。

胃が重苦しいというほどではなかったけれど、お腹が空いている、という感じでもありませんでした。やはり、豚肉はヘビーだったのでしょうか。

実は、豚肉を食べる時に、うっすらついている脂身を、丁寧にお箸で取り除いて赤身の部分だけ食べました。だから、ダイエットの大敵、動物性脂肪はそれほど身体に入っていないはずです。

でも、一つ問題があります。動物性に限らず、たんぱく質の食べ物は、消化がよくなくて、胃腸にとどまる時間が長いのです。

その消化を助けるのが、野菜に含まれる消化酵素です。野菜ならたくさん食べているから、充分間にあっているはず、と思うかもしれませんが、実は、野菜の消化酵素は、熱を加えるとなくなってしまうのです。生で食べなければいけないのです。例えば、焼き魚に大根おろしがついているのはその理由からなのです。

ともかく、お腹が空いている、という感じがしなかったこの日の朝、体重を量ってみると、案の定、全然減っていませんでした。でも、増えてもいません。とりあえずひと安心。体脂肪も変化なしです。

「ダイエットを始めても、すぐに体重の変動は起こらない」

というのは常識です。あせりは禁物！　あせりは失敗のもとです。

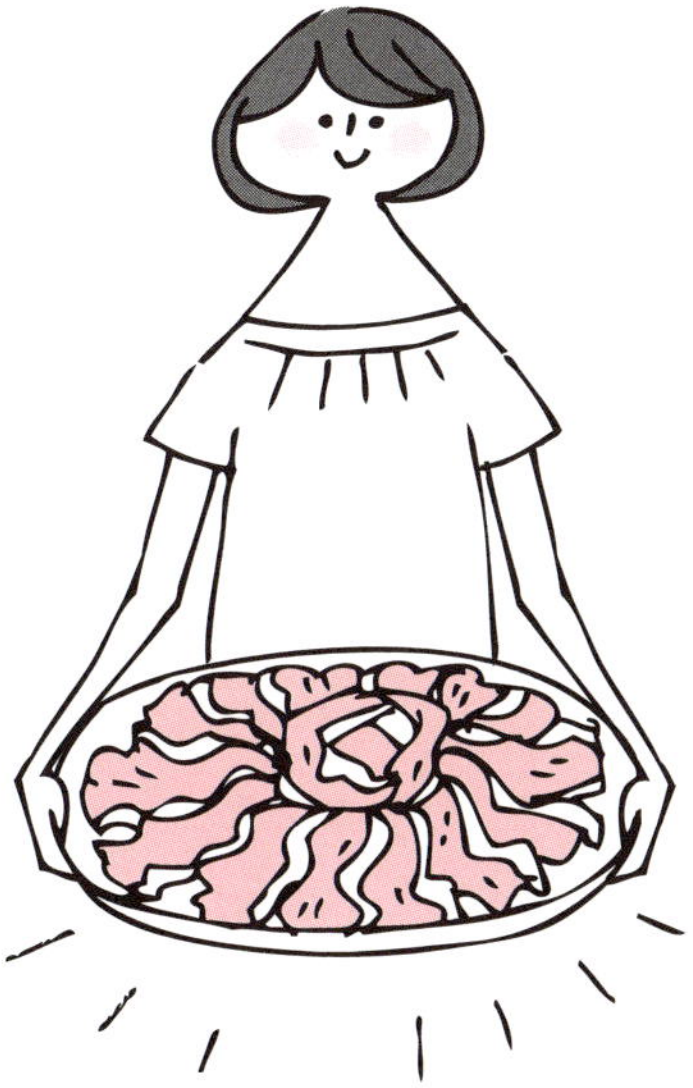

体重が増えなかった八つの理由

私にとって、体重とは増え続けるもの。病気でもしない限り、体重が減ることはなかったので、豚肉のしゃぶしゃぶをお腹いっぱい食べても体重が変わらなかったことに大感激しました。

その理由を考えてみました。

①それまで、ごはんを茶碗にいっぱい食べていたのを、半分しか食べなかった。

②それまで、好物の豚肉の脂身をなんの疑いもなく食べていたのに、今回は、丁寧に取り除いた。

③それまで、豚肉のしゃぶしゃぶを食べる時、1切れ、2切れ……と数えて食べたことはなく、好きなだけ口に放り込んでいたけれど、今回は、3切れしか食べないと決め、実行した。

④それまで、なるべく家族が揃うまで待っていたので、晩ごはんを食べ始めるのが午後9時過ぎ、ということもあったけれど、今回は、ダイエットのために、午後7時に食べ始め、8時には食べ終えた。

⑤それまで、肉でお腹をいっぱいにしていたが、今回は、野菜と豆腐でお腹をいっぱいにした。

⑥それまで、晩ごはんの後、デザートはべつ腹、とばかりに、お腹がいっぱいでも大福とかケーキを食べていたが、今回は、さっぱりしたレモンのシャーベット1カップにした。

⑦それまで、食後、お風呂に入った後、オレンジジュースやりんごジュースを飲んでいたけれど、果汁100パーセントのジュースでも、たっぷ

り甘い砂糖水を飲んでいるのと同じということを意識し、水でがまんした。

⑧それまでの私は、食べるスピードが速かったけれど、ダイエットを成功させたければ、ゆっくりかんで食べるのが鉄則である、ということを思い出し、あごが疲れるほどよくかみ、ゆっくり食べた。

ざっと、このような理由が思い浮かびました。

このうち、どれが作用したのかはわかりませんが、あせらずに様子をみることにしました。

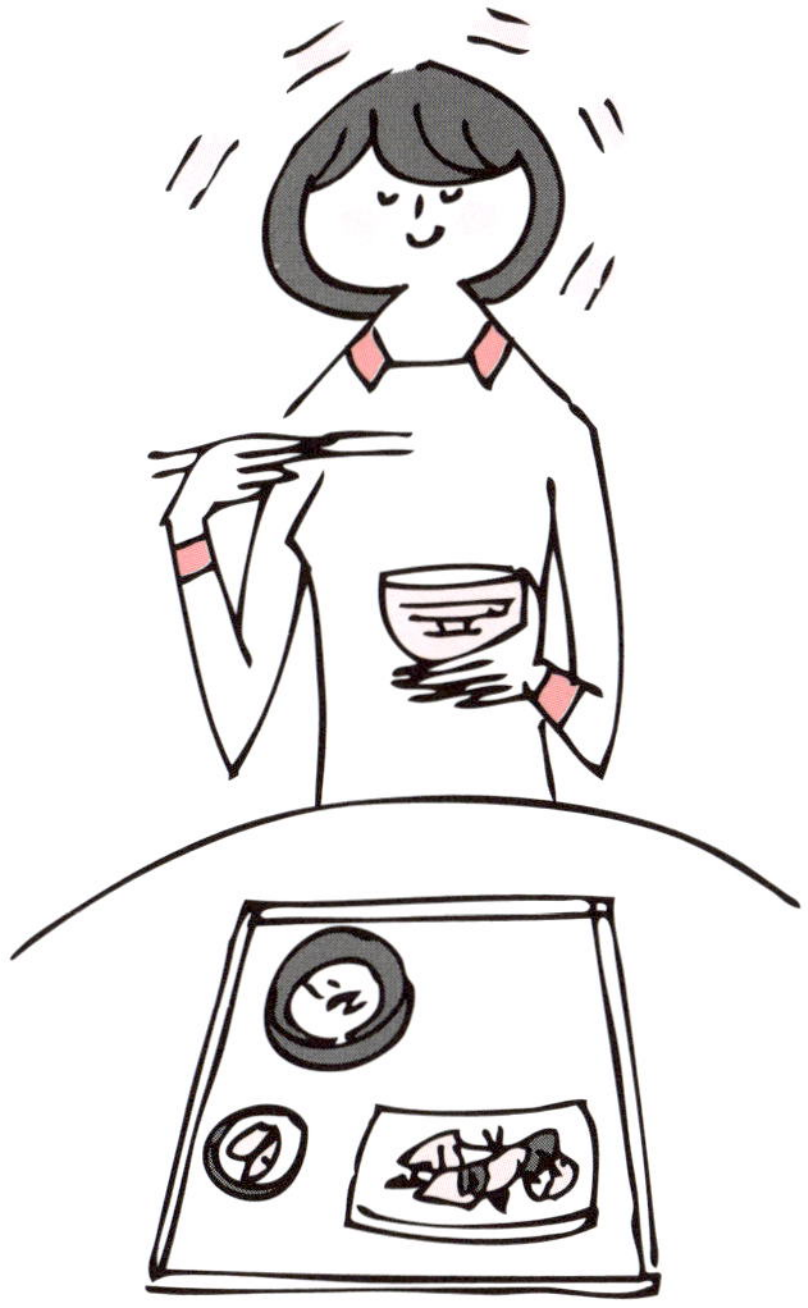

三食きっちり食べることが、ダイエットの基本中の基本

さて、2日目です。
スタートの日、豚しゃぶをたっぷり食べても、体重が増えていなかったので、うれしくなった私は、このペースを続けようと、次のような和食を作りました。

2日目

豆腐入り肉じゃが（肉じゃがに入っている牛肉は、2切れだけ食べました）、まぐろの刺身、納豆とオクラのあえ物、ごはんを半分。デザートは、みかん。

これを食べた次の朝。目覚めた時、なんとお腹が空いている、という感触をはっきり持ちました。ベッドで仰向《あおむ》けになって胃のあたりをさわってみると、確かに胃が少しへこんでいるのです。すっきりした感じです。

何よりも、お腹が空いて、早く朝ごはんが食べたい、という感じがします。

それにしても、朝、目覚めた時に、お腹が空いていたなんて、何年ぶりでしょう。たいていは、朝、胃のあたりが重苦しくて、朝ごはんを食べるのがちょっと苦痛だったのです。だから、朝食抜きの日がしょっちゅう。すると、1、2時間もするとお腹が減ります。その時、ちゃんと食事らし

い食事をすればよいのだけれど、つい面倒になって、その辺にあるせんべいをかじったり、大好物のバターやクリームたっぷりの菓子パンをいくつも食べたり。

それでも、なんだか満足しなくて、ひっきりなしにお菓子に手を出してしまう、という悪い習慣がついていたような気がします。

食事を抜いて、お菓子や果物、ジュースを食事代わりにする、というのは、ちょっと考えると、大したカロリーではない、と思いがちですが、合計すると、実は恐ろしいほどの高カロリーになってしまうのです。

それに、お菓子類には、カロリーはあっても、たんぱく質やビタミンなどの栄養は期待できません。

果物も、カロリーは少ないから安心、と思うかもしれませんが、案外高カロリー。これでは、いつまでたっても痩せるはずがありません。

三食しっかり食べることが、ダイエット成功の基本中の基本なのです。

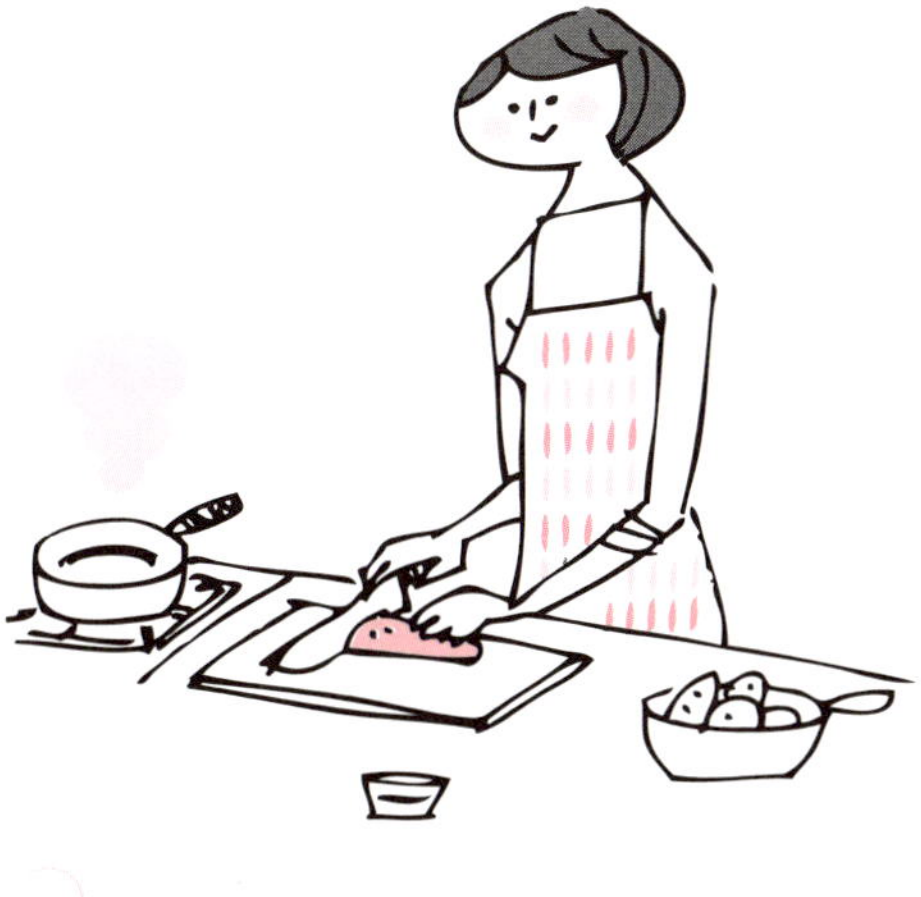

塩分のとりすぎは、水太りになる

話が、少し横にそれました。

豆腐入り肉じゃがを食べた翌朝、私の体重がどうなっていたか、の話に戻します。

胃がすっきりして空腹感があったので、もしかしたら、と期待しながら体重計に乗ったところ……。

やはり、体重は減っていました！

とはいっても、わずか２００グラムですが、なんだか、すごい達成感があります。

体脂肪には変化なしです。

この日、私の体重は53・8キロ、体脂肪率29パーセントです。

体重が減った理由について考えてみました。

①それまで肉じゃがを作る時に、豆腐を加えたことはなかったが、今回ダイエットのために木綿豆腐を入れ、私は牛肉を少なくし、主に豆腐を食べた。
②それまで、まぐろの刺身を食べる時に、しょうゆをたっぷりつけていたが、塩分をとりすぎると、水太りになって体重も増えるということを意識し、しょうゆをごく少なくした。
③それまで、肉を食べる時に、よくかむ、ということを意識しなかったけれど、あまりよくかまないで食べると、長い時間胃の中にとどまる、ということを経験したので、今回、可能な限りよくかみ、消化のために大根のつまも食べた。
④それまで、納豆は朝食に食べるものと決めてい

たが、納豆を晩ごはんの時に食べると食物繊維の働きで、夜食べたものが体脂肪になりにくい、ということを思い出し、晩ごはんのメニューに加えた。

⑤それまで、肉じゃがや刺身のようなメニューの日には、ごはんがどんどん進んだけれど、今回、どの料理も薄味にしたので、ごはんを茶碗に半分食べただけで済んだ。

というような理由が思い浮かびました。

こうして、体重が変化した理由を思いつくままに書き出してみると、明らかに食生活が健康志向になっていくのがわかります。

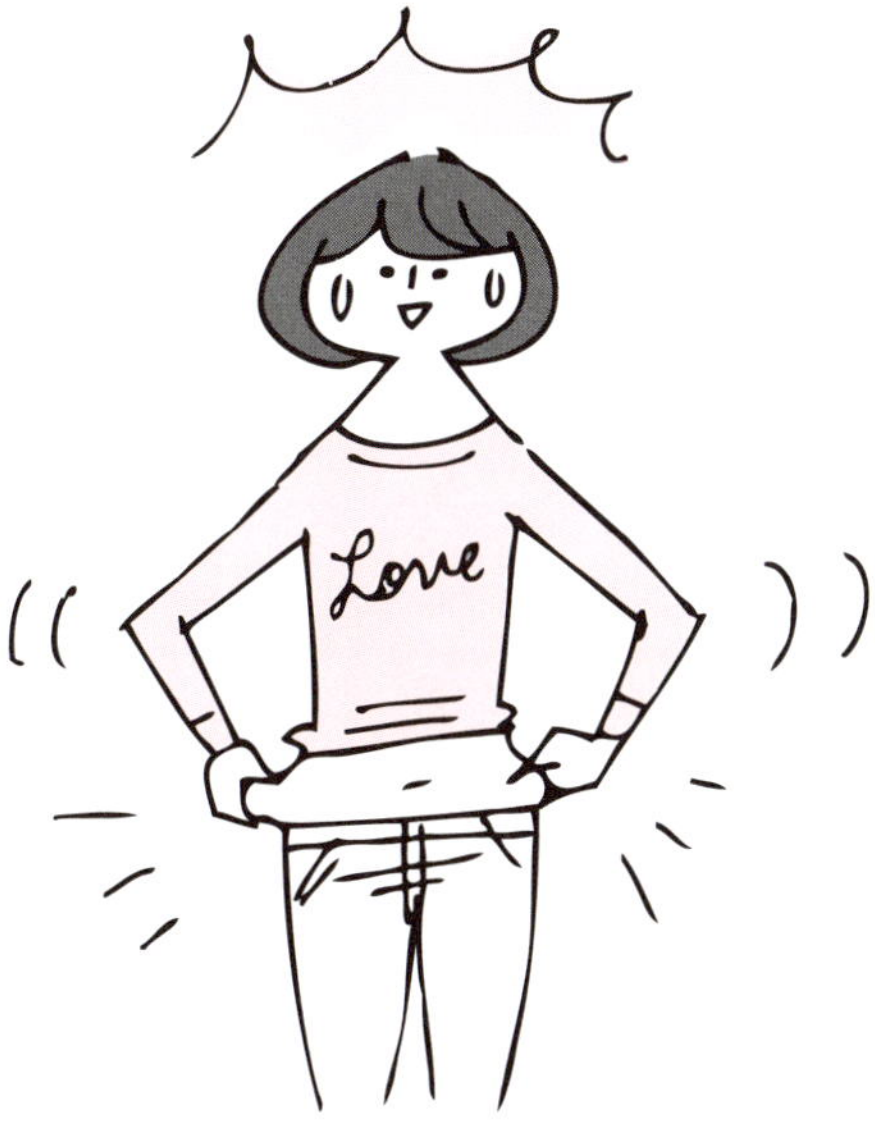

ハンバーグをしゃけに替えたら、体重が減った

わずか200グラムでも体重が減ったので、私はとてもうれしくなりました。

また、空腹感と共に目覚めた朝は体重が減っているはず、という予想がそのとおりになっていることも私をますますやる気にさせてくれます。さて、3日目の晩ごはんです。

3日目

ハンバーグステーキを作りましたが、私はそれを食べずに、別に生じゃけのソテーを作りました。それに、ゆで卵、豆腐、トマト、水菜などをミックスしたサラダ、めかぶの三杯酢、あさりのお味噌汁とごはん茶碗4分の1。デザートは、あん団子1本。


そして、これを食べた次の日の朝。

目覚めた時、なんと、私はお腹がぺこぺこでした。

仰向けで胃をさわってみると、前の日よりもっと胃がへこんでいます。その少し下、腸のある下腹のあたりも平らになっています。自慢ではありませんが、寝ても起きても、いつでもぽっこりと盛り上がっているのが私の下腹なのです。

それが、なんということでしょう。

下腹がぽっこりと盛り上がっていないのです。

こんな感触、小学校以来じゃないかしら、と大感激。

この分なら、絶対に痩せているはず。もしかしたら、1キロくらい痩せているかもしれない、と喜び勇んで体重計にとび乗りました。

……あら?……お腹が空いている割に、体重計の数字は、私の期待したようなものではありませんでした。

わずか200グラムだけの減少です。体脂肪率は前の日とまったく変わりません。

ちょっと納得のいかない気がしますが、そんなことを言っても仕方がありません。

この日、私の体重は、53・6キロ、体脂肪率29パーセントでした。

それにしても人間とは、なんとよくばりなものでしょう(私だけ?)。

あんなに減らなかった体重が、お腹いっぱい食べて、2日で400グラムも減ったのに、もっと減ってもいいはずだとブツブツ言っているのですから。

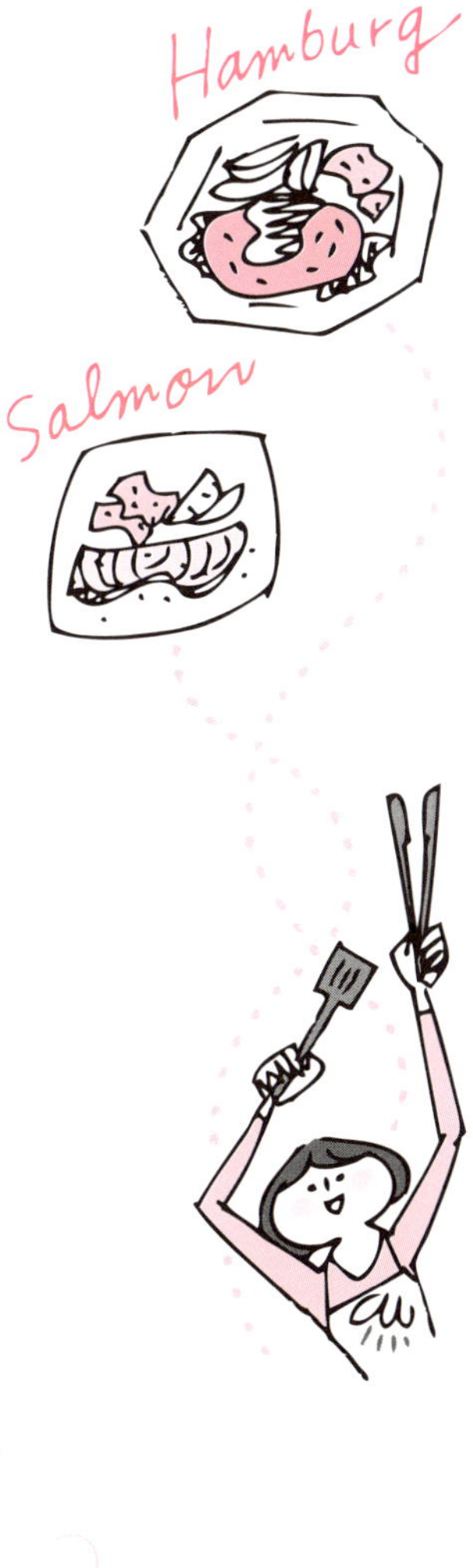

さといも入り常識破りのサラダは、ダイエットの強力な味方

この日、体重が200グラム減った理由を考えてみました。

①それまで、息子たちのためにハンバーグやステーキを焼いた日、何のちゅうちょもなく私も一緒にパクパク食べていたけれど、今回は、自分用に生じゃけを焼き、太る原因になりやすい肉類を食べなかった。

②肉や魚を食べる時に、生野菜や大根おろしを食べると消化が進み、翌日胃がすっきりするということを学んだので、それまで、気が向いた時にしか作らなかった大根おろしを作り、生じゃけと一緒に食べた。

③それまで、サラダを作る時に、豆腐を入れなかったけれど、豆腐がダイエットに素晴らしい効果がある、と知ったので、

今回豆腐半丁を1センチ角に切り、野菜の上にトッピングした。

④それまで、ドレッシングに含まれるオイルを気にしなかったけれど、今回、ドレッシングによってはたくさんのオイルが含まれ、高カロリーになる、ということを知ったので、意識してノンオイルのドレッシングを選んだ。

⑤それまで、海藻類はわかめを味噌汁に入れるくらいだったが、海藻類には、コレステロールや中性脂肪を取り除く成分がたっぷり含まれてい

るだけでなく、糖尿病やガンの予防にもなり、便秘をたちまち解消して肌をきれいにしてくれる働きがあることを思い出し、今回、めかぶをたっぷり食べた。

⑥それまで、サラダといえば、レタスにきゅうりにトマト、というシンプルなものだったが、今回、

1回の食事でたくさんの食材を使えば使うほどダイエットに効果がある、

ということを意識し、量は少しでも、冷蔵庫にあるいろいろなもの（ごま、のり、チーズ、かまぼこ、ゆで卵の残り、佃煮《つくだに》、さといもや凍り豆腐の煮物の残りなどを刻んだもの）を片っ端から入れて、たっぷり食べた。意外なほどおいしかった。

⑦それまで、晩ごはんとはおかずとごはんを食べるもの、と決めているようなところがあったが、

今回、具だくさんのサラダを食べたら、お腹がいっぱいになったので、ごはんはほんの一口食べただけ。

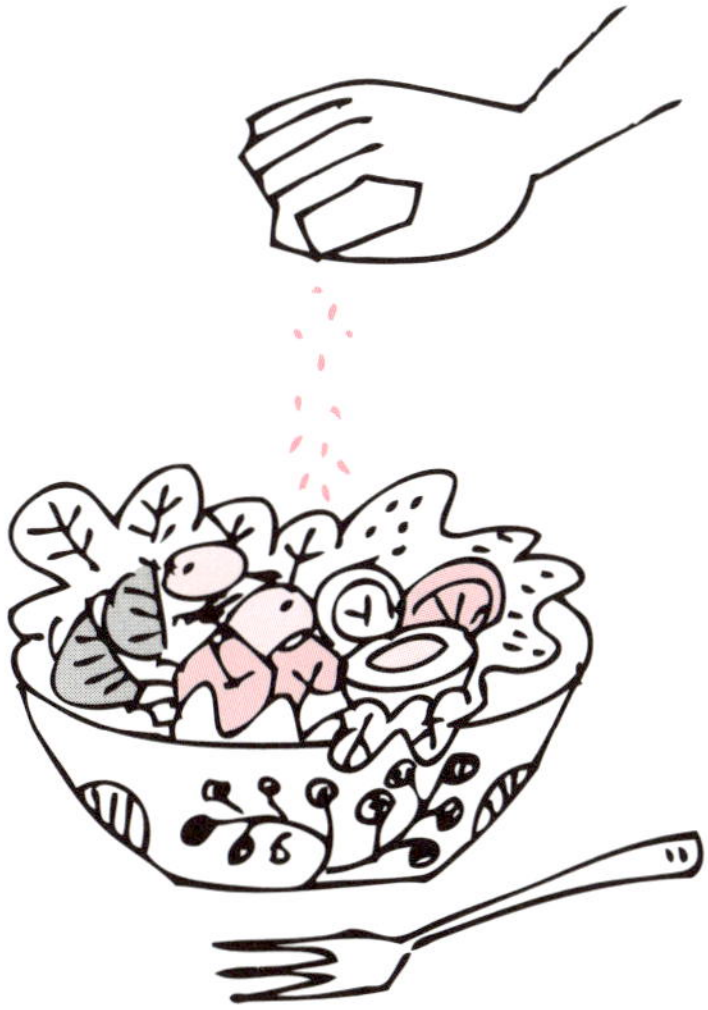

ケーキの誘惑に負けないダイエット法があった

非常によい調子で、ダイエットが進みます。

普段ならそろそろ気がゆるみ「たまにリラックスしないと、ストレスが溜《た》まって長続きがしない」とか何とか言いながら、よせばいいのに好物のケーキを箱いっぱい買ってくる頃です。

ところが、なぜか、今回は、そうはならないのです。

多分、ダイエット中といっても、

毎日お腹いっぱい食べているから、
食べ物に対するいじましい欲望がわかない

のだと思います。

むしろ、晩ごはんを工夫するだけで痩せられるなら、この際、一気に体重を減らしちゃおう、というしっかりした考え方が維持できています。

さて、ダイエット計画のちょうど真ん中、4日目の晩ごはんには、次のようなちょっとしたごちそうを食べました。

4日目

外食。焼き魚、野菜の煮物、天ぷら、刺身などを盛り合わせた松花堂弁当。全部食べました。ただし、ごはんは半分残しました。

デザートは、いちご3粒。

この晩ごはんを食べた翌朝。

目覚めた時、お腹が……空いていませんでした。むしろ、胃が重い感じです。久しぶりのすっきりしない朝。

昨晩食べたものが、まだ胃の中にとどまっている感じ。

今日はダメだわ。絶対に太ってる……といういやな予感を持ちながら、恐る恐る体重計に乗りました……。結果は、ウワーッ！　ギャーッ！　ウソォーッ！　と叫ばずにはいられないような数字でした。

なんとすべてが水の泡、元の木阿弥、ゼロスタート、振り出し、やりなおし……。

体重計は、54キロジャストを示しています。減った分の400グラムが一晩で増え、しっかり元に戻っているのです。

体重計の上で、がくっと肩を落とし、打ちのめされたことは言うまでもありません。

たった一つの救いは、体脂肪率が増えず、29パーセントのままだったことです。

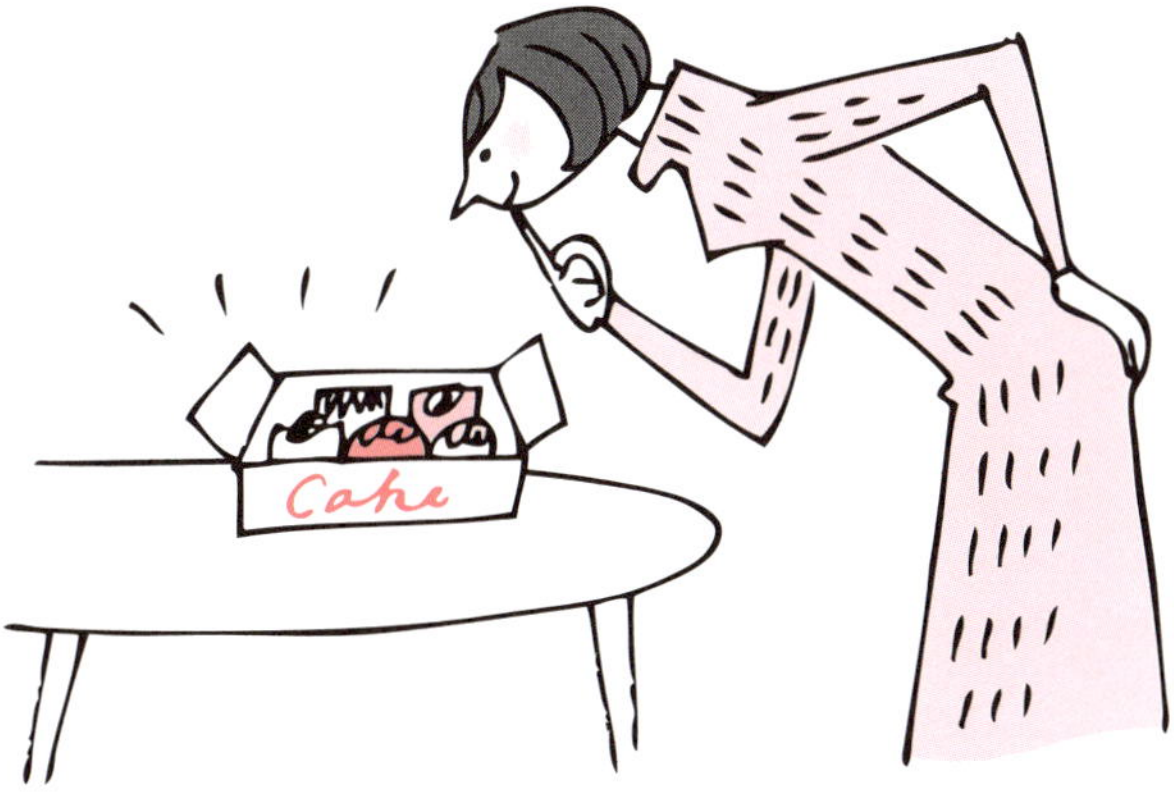

高級な松花堂弁当は、和食でも、太る材料がいっぱい？

この朝、何故400グラムも太ってしまったのか？　その理由について、私には、いくつも思い当たることがありました。

①それまでの3日間、昼ごはんにも気をつけ、あまり食べすぎないようにしていたので、晩ごはんを食べる時にはほどよい空腹だったが、この日は、たまたまボリュームのあるイタリアンのランチを1時過ぎに食べたため、晩ごはんの時間になっても、まだあまりお腹が空いていなかった。三度のごはんを食べるタイミングは、その前に食べたものがすっかり消化してから。つまり、空腹を感じてから次のごはんを食べることが大切。

空腹を感じていないのに、次のごはんを食べると、お腹の中に残っている食べ物が体脂肪に変わってしまう。

②仕事関係の人にごちそうになったので残すわけにいかず、お腹がいっぱいになりながらも、ごはん以外は全部平らげた。お腹がいっぱいなのに食べ続けると必ず太る、ということは経験済みだったけれど。

③これまで油料理を控えていたが、この時は、久しぶりの天ぷらをたいらげた。大きな海老《えび》2尾、きす、なす、かぼちゃ、ししとうの天ぷら……。これでは食べすぎ。せめて、衣を外すべきだっ

た。

晩ごはんで油料理を食べれば、次の日、

体重が増える、

と知っていたのに！

④松花堂弁当の焼き魚は、脂ののったぶりだった。おいしかったが、やはり脂のとりすぎ。たら、きんき、かれいなどのさっぱりした白身魚なら太る原因にはならなかった。

おいしいものには、脂がある！

⑤卵焼きはかなり甘かった。きっと砂糖がいっぱい。普通ならこれくらいの砂糖は気にしないでいいが、天ぷらや脂ののった焼き魚などと一緒に食べれば、卵焼きの砂糖も太る原因になる。

普段私は、砂糖抜きのだし巻きを作っている。

⑥刺身がこれまた上等の中とろ。たった3切れでも、同じ大きさのサーロインステーキを食べているのと同じカロリー。ダイエット中、脂ののった中とろを晩ごはん時に食べるのは、本来なら禁止。

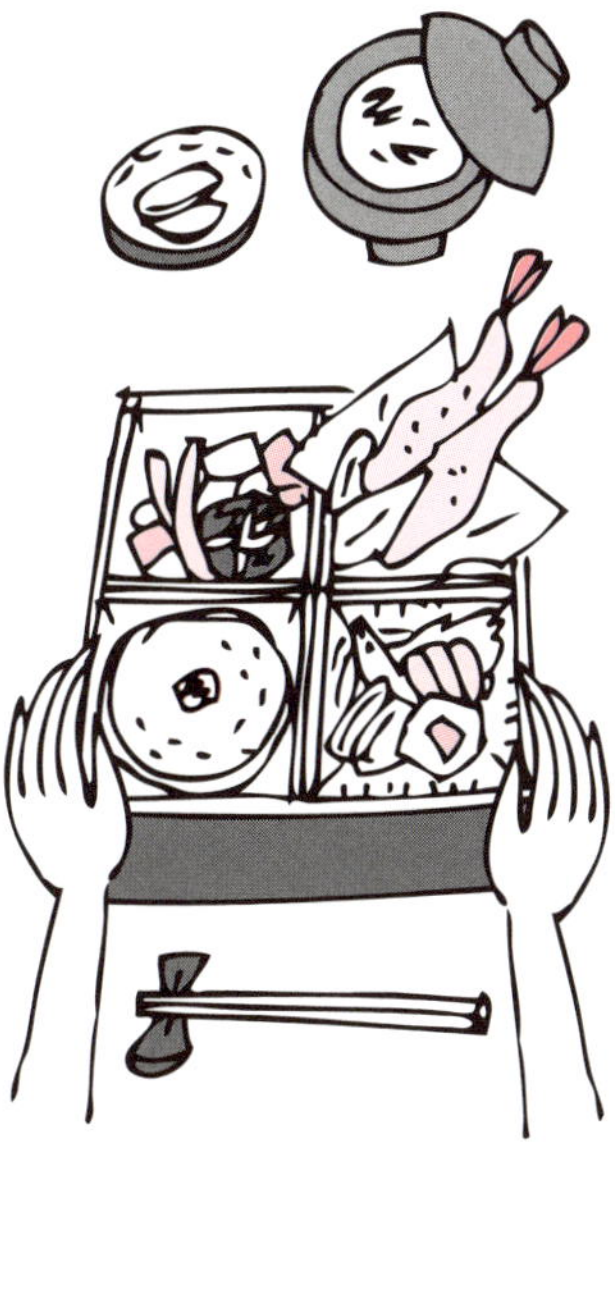

お相撲さんに学ぶ、どんどん太る食べ方

豪華なお弁当で、たちまち400グラムも体重を増やしてしまったけれど、私は気を取りなおし、ゼロから再挑戦することにしました。

何故太ったか？　がわかるので、今度から気をつければいいのです。

400グラム太った日について、反省をかねて少し詳しく書きます。

その朝、お腹が空いていない状態で目覚めたのですから、当然、朝は食欲がありません。それでも、何か食べておくことが、ダイエットには絶対に必要なのです。ここで朝食を抜くと、昼食時には、お腹がぺこぺこになります。それは、肥満への第一歩なのです。

お相撲さんは、少しでも早く太るために、朝ごはんをまったく食べません。朝、6時前に起き、何も口にしないでもくもくと稽古《けいこ》に励みます。稽古が終わり、午前11時になって、やっと食事が始まります。

起きてから何も食べていないし、激しい稽古の後なので、お腹はぺこぺこ。それにあの身体です。お相撲さんたちが、どんなにたくさん食べるか想像がつきます。そして、食後すぐに昼寝をします。太るためにはこれも欠かせない習慣なのだそうです。その後、また稽古をしたり、相撲の場所がある時には、取組をしたり。そして、午後6時ごろから晩ごはん。その後、休息。眠る前にはラーメンなどの夜食をとります。

この生活には、お相撲さんたちをあれほどまで

太らせてくれる知恵が溢《あふ》れています。

その一つは、空腹のぎりぎり限界までがまんして、一気にどかっと食べることです。こうすれば、インスリンというホルモンがどっと出てきて、食べたものをどんどん体脂肪に変えて貯蓄してくれます。

二つ目は食後に昼寝をすること。長く昼寝をすると副交感神経の働きによって身体が夜のモードになります。

夜、眠る直前に食べたものは、体脂肪の原料になる、
というのは有名な話です。
長く昼寝をすることによって、本当は昼なのに、身体に夜だと誤解させ、体脂肪をせっせと溜め込んでいるわけです。
いやな言い方をするようですが、
朝ごはんを抜くのは、お相撲さんのコース
だと思ってください。

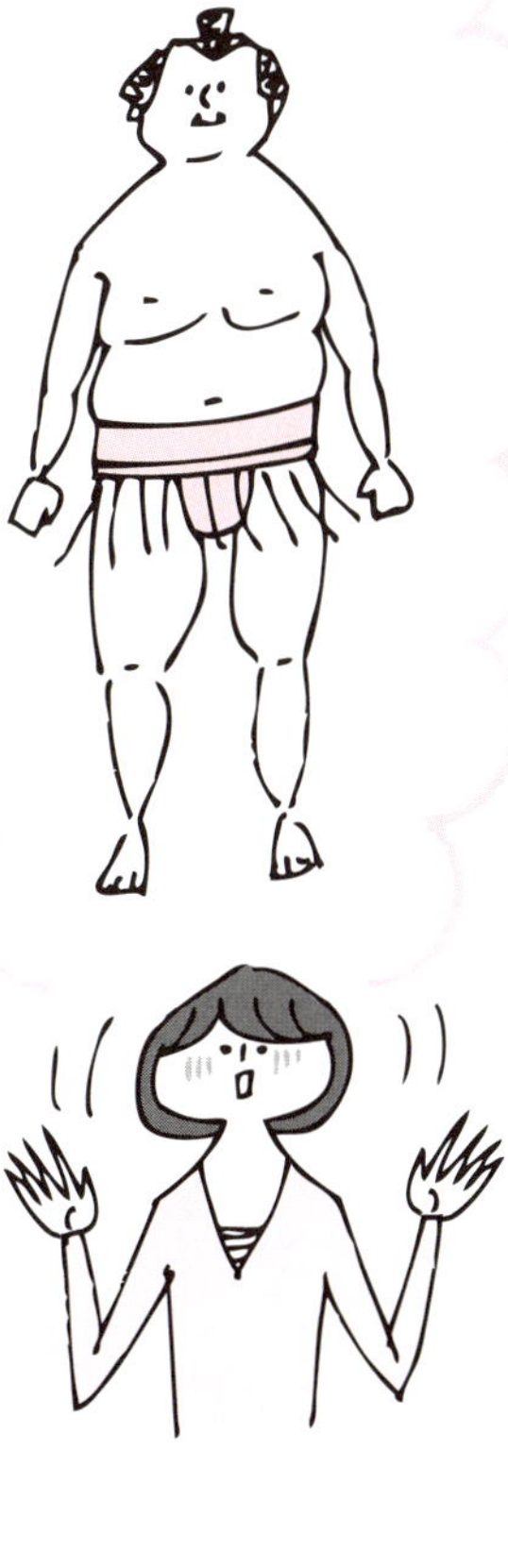

食欲のない朝は、老化防止に効く野菜ジュースを

朝、お腹が空いた状態で目が覚めるためには、前の日、晩ごはんを食べすぎないこと、というのが、長続きするダイエットのコツである、と何度も書きました。

それでも、前の晩、つい食べすぎてお腹いっぱいで眠りについた、とか、晩ごはんが遅かった、というような日がたまにはあります。

その翌日の朝ごはんはどうしたらいいでしょう。

私の経験から言いますと、そんな日でも、一応朝ごはんは食べなくてはいけません。

その理由はたくさんあるので、後ほど順を追って説明しますが、とにかく、テーブルについて何か口に入れてください。


私は、そういう時、まず、野菜ジュース（市販されているものでかまいません。自分で作ればなおいいです）を飲みます。

最近の実験で、にんじんとトマトを同時に食べると、にんじんのベータカロテンとトマトのリコペンの働きにより、肝臓ガンを予防できる、という結果がわかり、ちょっとした話題になっています。

また、トマトは、生で食べるよりトマトジュースになっているものを飲む方が栄養の吸収がよい、ということもわかってきました。

さらに、にんじんとトマトの入った野菜ジュースに、ビタミンEを豊富に含んでいるサラダオイ

ル1滴とレモン汁を加えれば、これもまた、ガンや老化防止に役立ちます。

なぜなら、

ビタミンエースは、

ガン予防や老化防止に大きな力を発揮するといわれているからです。

ビタミンエースとは、

ビタミンAとビタミンCとビタミンEの三つをいいます。

A、C、Eでエースです。

具体的な食品の名前で言えば、ビタミンAを多く含んでいるものがにんじん、モロヘイヤ、ほうれん草など。ビタミンCを多く含んでいるものが赤ピーマン、ブロッコリー、いちご、レモン、トマトなど。ビタミンEを多く含んでいるものがひまわり油、アーモンド、かぼちゃなどです。

ビタミンエースは、顔のシワやかさつき、たるみ、シミの原因となる皮膚の活性酸素を除去してくれる抗酸化作用が強いので、

美容ビタミン

ともいわれています。

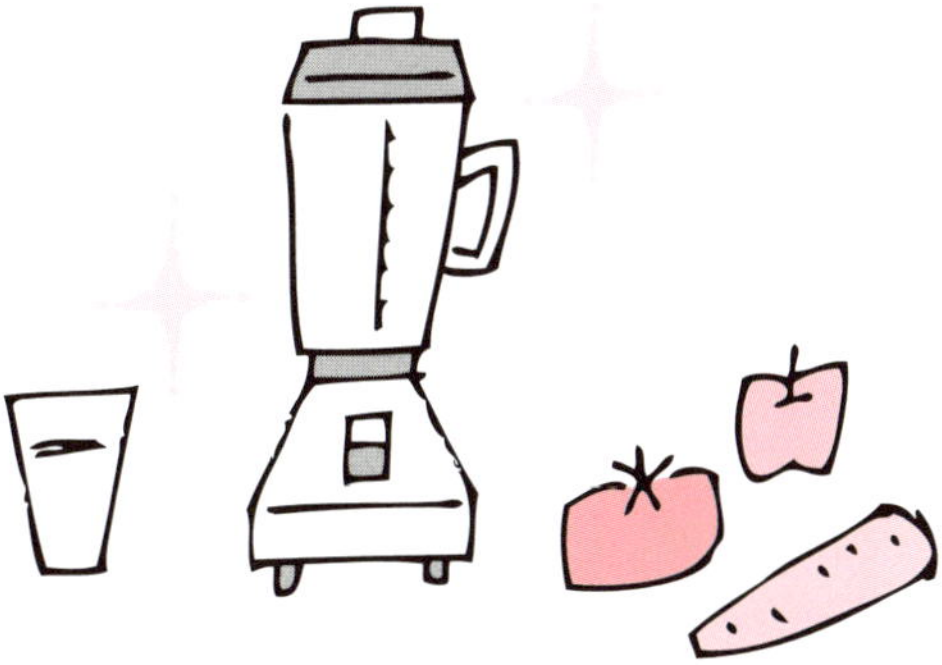

やはり湯豆腐は、ダイエットのつよーい味方です

松花堂弁当で体重が400グラム増え、元の木阿弥になってしまったところで、お話がずいぶん長くなりました。先に進めます。

5日目の晩には、元に戻ってしまった体重を何とかして減らしたい、と思い、**ダイエットの切り札、湯豆腐**にしました。

ただし、豆腐だけを使う低カロリーの湯豆腐では、家族から、「これでは物足りない」とブーイングが出そうです。そこで先手を打って、たらや白菜、しらたき、麩を加え、白菜鍋のようなものにしました。

さらに、家族には豚肉のしょうが焼きをつけることで、不満をシャットアウトしました。

5日目

湯豆腐。湯豆腐といっても、白菜、春菊、きのこ類など野菜をいっぱいとたらの切り身、しらたき、麩《ふ》を入れました。家族は、湯豆腐だけではさっぱりしすぎて不満なので、豚肉のしょうが焼きを追加サービスしました。私は、これ以上食べられない、というくらい豆腐と野菜を食べたので、ごはんはなし。ビールをグラス2杯飲みました。

さて、この晩ごはんを食べた翌朝。

いくらカロリーの低い湯豆腐でもちょっと食べ

すぎたかな、と思いながら、目を覚ましました（なにしろ、朝から晩まで痩せることばかり考えているものですから）。

胃のあたりに意識を集中してみると……すっきりしています。いい感じです。爽快感があります。

下腹あたりもまっ平ら。空腹感があって、朝ごはんにちょっとボリュームのあるものを食べたい、という欲求を感じます。

わくわくした気持ちで、体重計に乗ってみました。

なんと、一気に700グラムも減っています。体脂肪率も1パーセント減っています。

予想以上でした。700グラムも減るなんて。一晩で400グラム増える日もあれば、700グラム痩せる日もある、ということを知って、私はますますやる気になりました。

ありがとう、湯豆腐！

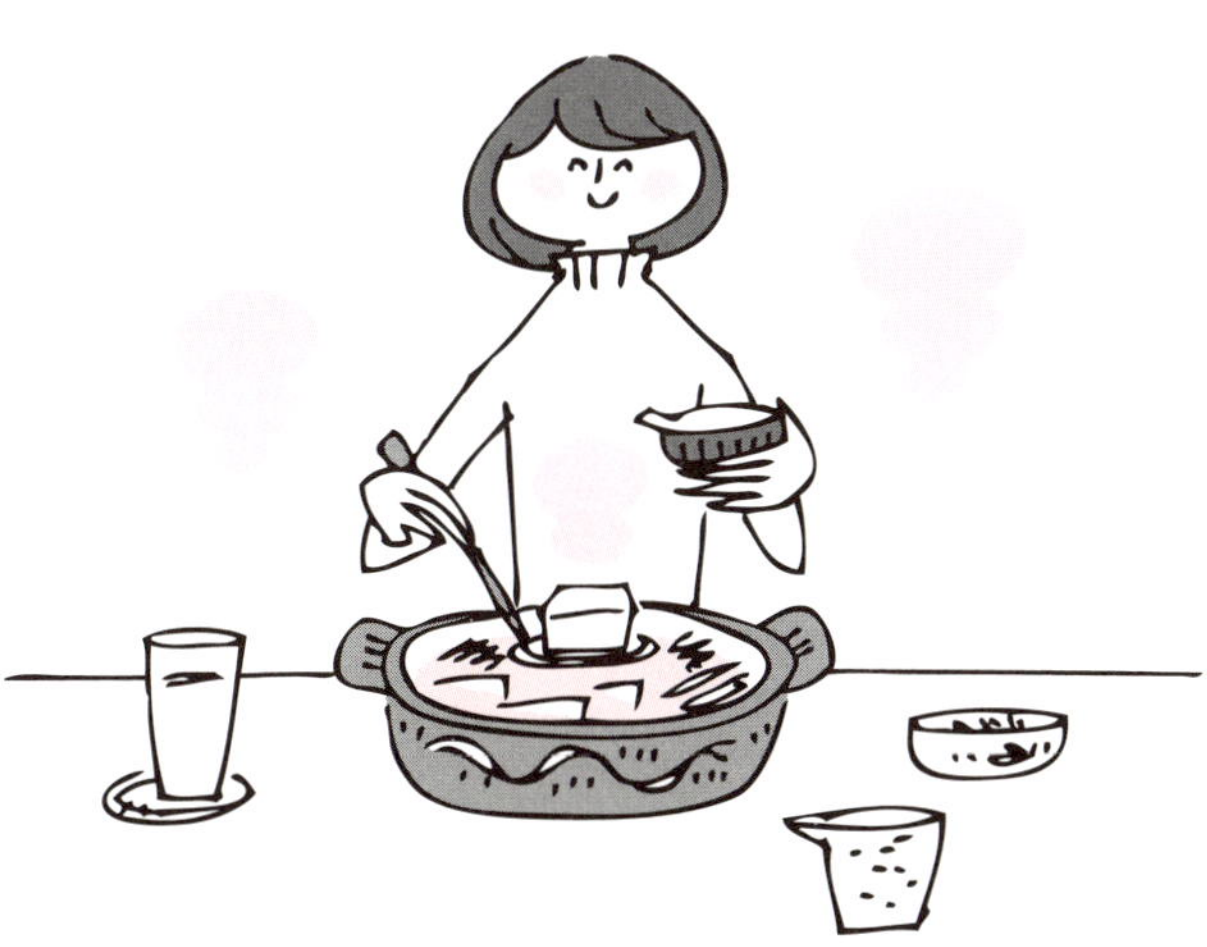

時間をかけて痩せれば、リバウンドしない

その朝、私が、400グラム増えたとか700グラム減ったとか騒いでいるのをそばで聞いていた夫が、深いため息をつきました。

何も言わなくても、言いたいことは大体わかっています。

毎朝、何百グラム太ったとか痩せたとかで大騒ぎしているけど、いつか本当に何キロも痩せられるのかね？

と言いたいのです、きっと。

でも、私は、きちんとダイエットの勉強をしたから知っているのです。

10キロの減量も100グラムから、なのです。

本音を言えば、ダイエット薬の広告に、大きな躍るような字で書いてあるように、

「これを飲むだけで、1ヶ月10キロの減量に成功！」

というのが夢ですよね。

でも、ダイエットの勉強をすればするほど、病気でもなければ、そんな急激な減量はおこらない！　ということがよくわかったのです。

健康的に減量しようと思うなら、1ヶ月に3キロまで、というのが限度。

人間には、体重をいつも一定に保っておこうとする「セットポイント」という機能があるので、本来は、それほど極端には変化しません。

それなのに、

無理して急に痩せると「セットポイント」

が大慌てでがんばり、元に戻そうとしてリバウンドが起こるのです。

結局は、痩せたスピードが速ければ速いほど、それと同じくらい速いスピードで元に戻ってしまいます。

ところが、ほんの少しずつ痩せると、「セットポイント」がその変化に気づかないので、元に戻そうとしません。そこで、リバウンドが起こらない、ということになります。

というわけで、いくら夫にさげすまれようと、あきれられようと、毎日１００グラム単位でこつこつ減量していくしかないのです。

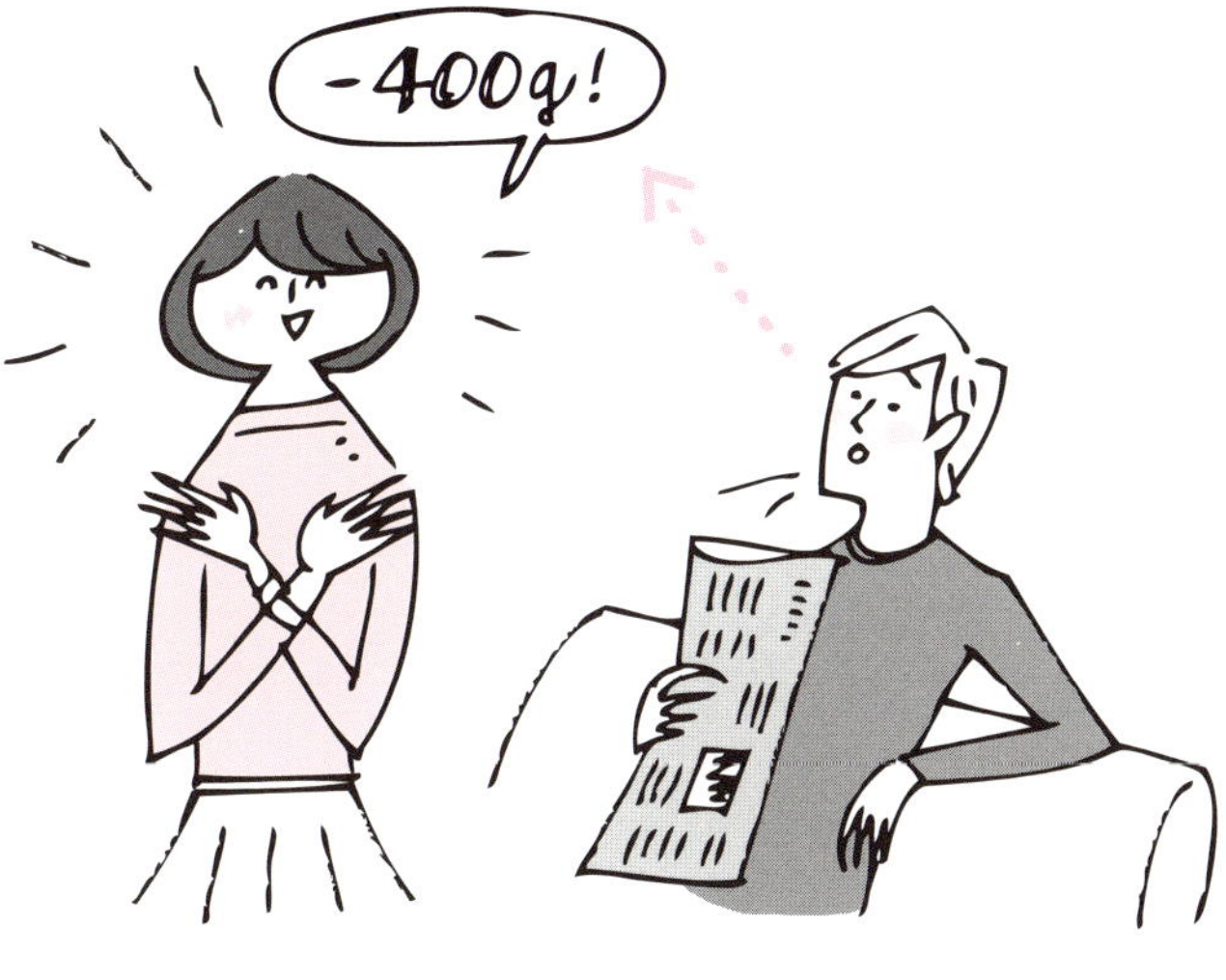

太る心配のないカレーライスの作り方

湯豆腐を食べて、体重が53・3キロ、体脂肪率28パーセントになった日の夜、大食いの息子からの強いリクエストでビーフカレーを作ることになりました。

カレーライスねえ……確かに、たまにすごく食べたくなります。私の大好物でもあります。あの香ばしい独特の香り、ねっとり光ったこくが食欲を誘います。

でも……せっかく700グラム痩せたのに、カレーを食べてしまえば、体重の逆戻りが目に見えています。何故、カレーを食べると太るかというと、まず、

市販のカレールーには、ダイエットの大敵、動物性脂肪（豚脂）が、たっぷり使われていること。

それに、じゃがいも、肉、にんじん、たまねぎと少ない種類の食材で作るので、これもまた、太る原因になってしまうのです。

また、カレーライスはかけごはんなので、よくかまないで勢いよく食べてしまうというダイエットの落とし穴も持っています。

でも、息子の希望もたまには聞いてあげないと、毎晩、湯豆腐ばかりでは反乱を起こされそうです。そこで、カレーの悪いところを捨て、よいところだけを残したダイエット用カレーに挑戦しました。

4人分で説明します。じゃがいも中2個、たまねぎ中1個、にんじん中1本を用意します。食べ

やすく切った野菜類とひたひたの水、コンソメ1個を鍋に入れて火にかけます。これで、野菜を炒めるための油がカットできます。次に肉ですが、これまで使っていた牛肩ロース肉を脂の少ないもも肉に変更。一口大に切った約200グラムのもも肉を野菜類と一緒に鍋に入れ、アクを除きながら煮ます。

市販のカレールーは1人分100キロカロリー以上という高カロリーなので、使うのを中止します。そのかわりに、ハウス食品から発売されている『カレーパウダー〈顆粒〉』というのを使います。この商品は、顆粒なのでチャーハンや野菜の炒め物などの調味料として使われることが多いと思いますが、これを利用すればおいしい自家製カレールーが手軽に作れるのです。カロリーは1人分が8キロカロリーちょっとですからダイエットには最適です。

作り方はいたって簡単。まず鍋に小麦粉大さじ5、カレーパウダー大さじ2を入れよく混ぜ合わせます。そこに水カップ3を少しずつ加えて、泡立て器で攪拌《かくはん》しながら完全に溶かします。小麦粉とカレーパウダーが水によく溶けたら、鍋を火にかけ、焦げつかないよう木べらなどで混ぜながら中火で加熱します。表面がブツブツ泡立つまで煮ると、全体にとろみがつきます。そこへ、別の鍋で煮ておいた野菜、肉などを移し入れ、全体を混ぜ合わせてひと煮立ちさせれば、とろりとしたダイエットカレーの出来上がり。カロリーは約半分で済みます。

食べてみると、しつこさはぜんぜんなく、なめらかなとろみが口の中でふんわり広がってやみつきになるおいしさです。

なかなか減らない体脂肪

オリジナルダイエットカレーのさっぱり感を補う意味で、息子たちの皿には、肉をたっぷりサービスして不満の出ないように先手を打ちました。私の皿には、肉は1切れ。

というわけで、6日目の晩ごはんは次のようになりました。

6日目

家族からのリクエストによりビーフカレー。私は、ごはんはいつもの3分の1。カレーは、脂肪を控えて低カロリーに作り、たっぷりかけて食べました。ただし、カレーの肉は1切れだけ。その代わりに冷奴《ひややっこ》。デザートに無糖ヨーグルトのオリゴ糖かけ。

さて、この低カロリーオリジナルカレーライスを食べた翌朝のお腹の状態は、と言いますと……すごくお腹が空いている、という感じでもないし、かといって、胃が重苦しい、という感じでもありません。

いくら脂肪分を控えたといっても、やはり、カレーライスはダメかな、とちょっと気持ちが暗かったのですが、朝、起きてみて、案外、お腹のあたりがすっきりしているので、ほっとしました。

そして、運命の体重測定！

こういうお腹の状態の時には、体重は変わらないか、ほんの少し減っているはず、と期待しながら、体重計に乗りました。

結果は……ＯＫです。

あんなにカレーを食べたのに、100グラム減っています。

とりあえず、ひと安心。

でも、体脂肪率の方は変わらず、28パーセントのまま。

せめて、体脂肪率は23～24パーセントまで落としたいのですが。

体脂肪が変わらないのに、体重だけが減っていくのは、いいことではありません。

リバウンドなしダイエットのためには、体重そのものより、体脂肪が落ちることの方が重要
なのです。

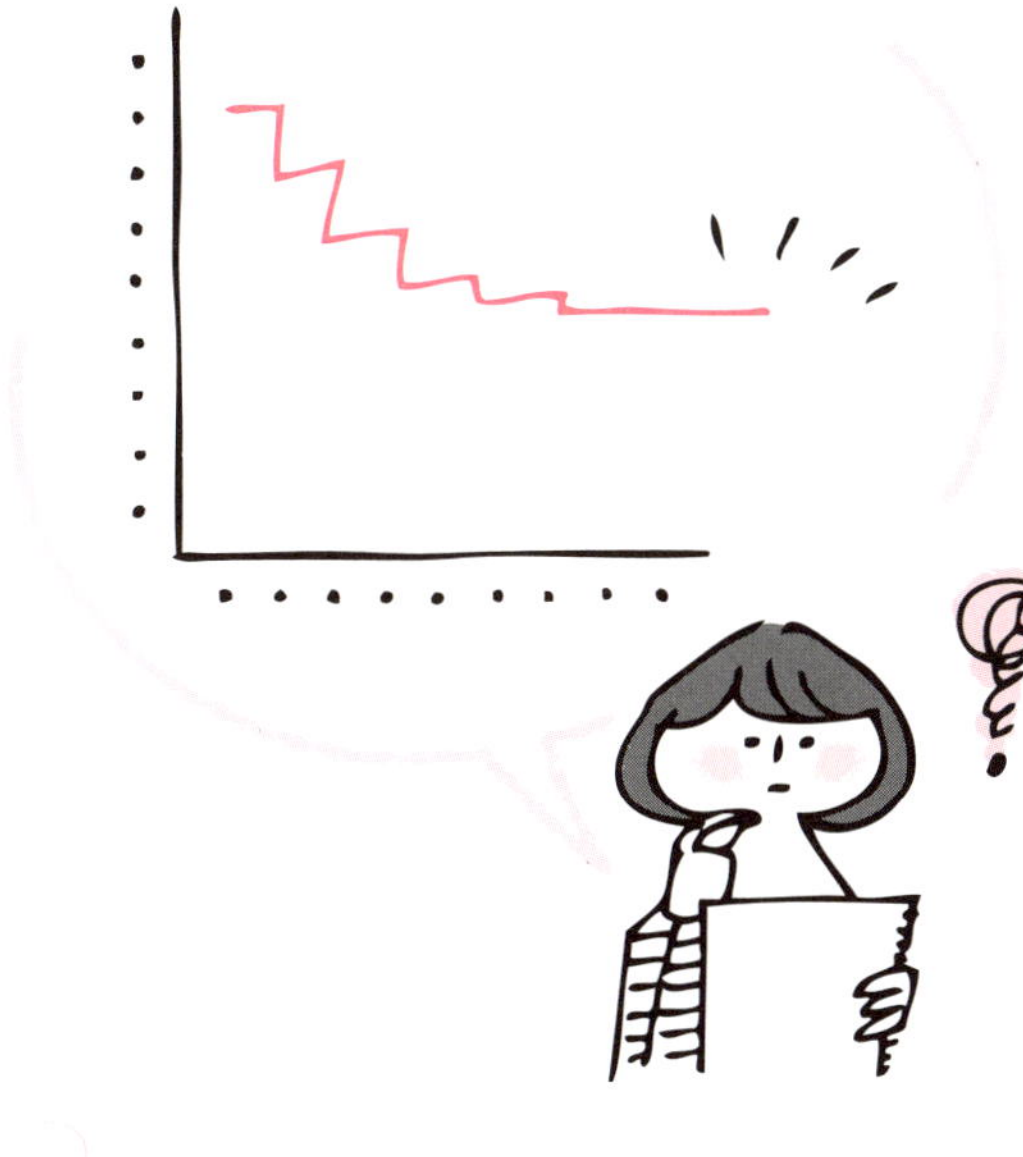

朝、昼ごはんを腹八分目にすれば、ダイエットは必ずうまくいく

ごはんの量が3分の1だったとはいえ、カレーをたっぷりかけて食べたのに、体重が増えていなかったばかりか、100グラム減っていた理由を考えました。

①もし、市販のカレールーを使っていたら、翌朝500グラムくらい体重が増えているはず。やはり、手作りで、徹底的に動物性脂肪を避けたことがよかった。

②もし、カレーの中の肉をたくさん食べていたら体重が増えていたかもしれないけれど、私は肉は1切れだけ。その代わりに食べた冷奴がさっぱりしていておいしく、しかも低カロリーなので、体重が増えなかった。

③晩ごはんを、遅くとも午後8時に食べ終えると、次の朝、体重の減る可能性が高くなる。この日は、さらに早く、午後7時には食べ終えた。しかも、デザートも無糖のヨーグルトに「腸の味方」と呼ばれるオリゴ糖を少し加えただけ。ヨーグルトという乳製品を食べることで、さらに栄養のバランスがよくなり、ダイエット効果を助けた。

④晩ごはんで食べたものを、眠るまでに全部消費すれば、翌朝、体重は増えない。

この日は、仕事で夜更かしをして、晩ごはんの後、6時間ほど起きていた。夜、起きて仕事を

すると、眠っているよりもさらにエネルギーを使う。それまでの私なら、夜遅くまで仕事をした時には、夜食にラーメンを食べたり、お菓子をつまんでいたので、夜更かしした次の朝は、必ず体重が増えていた。でも、この日は、夜中1時に就寝するまで、水以外に何も口にしなかった。

次の朝、体重が減ったのは、夜食をとらなかったから

だと思う。

⑤この日の朝ごはんは、豆腐と野菜のサラダ、ツナオムレツ、牛乳、胚芽《はいが》パン8枚切り1枚に、低糖ジャム。昼ごはんには、とろろそば。間食に、コーヒーゼリーを1カップ。朝、昼をこのくらいの軽い食事で済ませ、間食に、ケーキやスナックを食べないで過ごせれば、晩ごはんが少々重くても痩せられるということがわかった。

⑥やはり、朝ごはんも、昼ごはんも、腹八分目にすることがダイエットの近道。

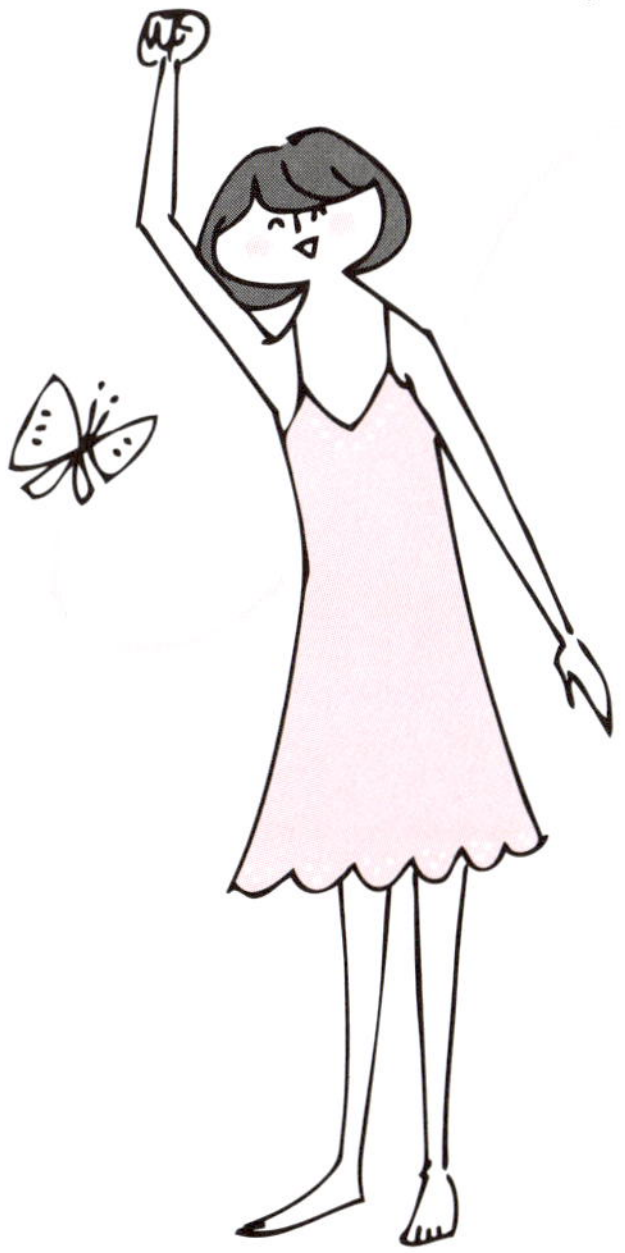

どうしても体重を減らしたい時のメニューは……

ついに最後の日、7日目の晩ごはんになりました。

ここまでの6日間、三食しっかり食べているのに、体重は800グラム、体脂肪率も1パーセント減りました。

なかなかいいペースです。

最後の7日目に、何とか200グラム減らして、1週間で1キロの減量を達成したいところです。

1週間で1キロということは、1ヶ月で4キロ。3ヶ月で12キロ、半年で24キロ……まさか、こううまいぐあいにはいかないと思いますが、痩せていることは間違いないので心がウキウキ。

スカートをはくとウエストが少しだけゆるくなっています。

さて、区切りの7日目。この日は、100グラムでもいいから、体重を減らしたいと思い、晩ごはんはダイエット必殺メニューの鍋物にしました。

ダイエットしていない人は、肉や餅《もち》を食べたいだけ食べればいいし、ダイエット中の人は、豆腐、魚、野菜を中心に食べればいいのですから、みんながハッピーになります。

そういうことも考えて、いろいろな食材の入ったちゃんこ風寄せ鍋にしました。

7日目

家族が揃《そろ》う日曜日なので、ボリュームたっぷりの寄せ鍋にしました。豚肉、鶏の肉団子、たら、かき、豆腐、しらたき、きのこ、白菜、水菜など野菜類。なぜか鍋料理の時にはビールを飲みたくなるので、この日、ごはんはなしです。


そして、運命の朝を迎えます。

朝、起きた時のお腹の感じは、と言えば……ちゃんとお腹がへこんでいます。

空腹感もあって、さわやかです。

体重計に乗ってみると……やりました！　200グラム減！　おまけに体脂肪率まで2パーセントの減！

素晴らしい！　思わず、叫んでしまいました。

何故、叫んだか？　この数字の裏には、ちょっとした秘密があるからです。

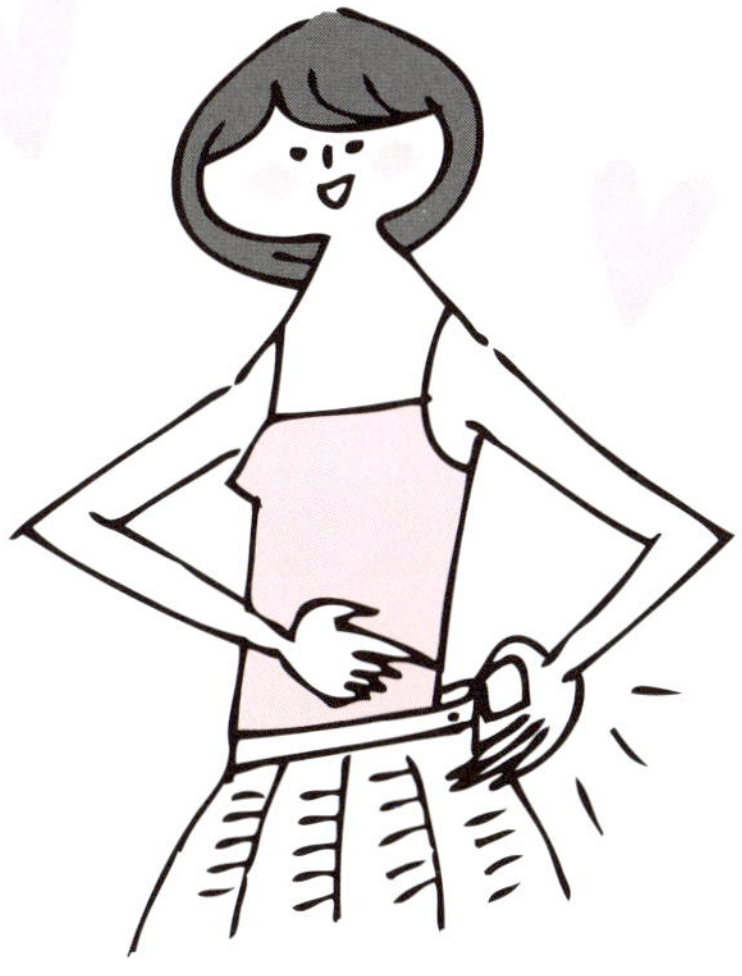

体脂肪を減らすために、食後の散歩をしてみたところ……

7日目の晩ごはんに寄せ鍋を食べて、次の朝、体重を量ったら、ぴったり53キロ、体脂肪率26パーセントでした。

1週間で、体重が1キロ、体脂肪率が3パーセント落ちた計算です。

ところで、あらゆるダイエットの本に書いてあることですが、健康的に痩せるとは、単に体重が減ることではありません。

急に体重が減ると、身体の表面にシワができ、顔は、ふけた感じになりますし、下腹がポコンと出ます。

これでは、何のために苦労して痩せたのかわかりません。

体脂肪を落とすこと……これが、正しい意味での「痩せる」ということです。

晩ごはんについていろいろ工夫した結果、体重はうまく落ちましたが、体脂肪の方は、思うように減ってくれませんでした。

そこで私は、7日目の晩ごはんの後、実験をかねて、散歩をしてみることにしました。この日、晩ごはんを食べ終わったのが、午後8時。ビール1杯と白菜、水菜、きのこ類、豆腐、しらたき、かき、たらなどたらふく食べた私は、本当はのんびりとテレビでも見てくつろぎたいところでした。

でも、

食後、長い時間動かないでいると、

食べたものが体脂肪になってしまいます。

食後1時間ほどした頃、少しおっくうだったけれどジャージに着替え、スニーカーをはいて、外に出ました。そして、少し大きめの歩幅で、すたすた歩き始めました。

10分ほど歩くと、身体が慣れてきたのか、とてもすがすがしい気分になりました。やがて、じわりと汗も出てきて、さっき食べた晩ごはんをどんどん消費しているような気がしてきます。気がつくと、30分歩いていました。

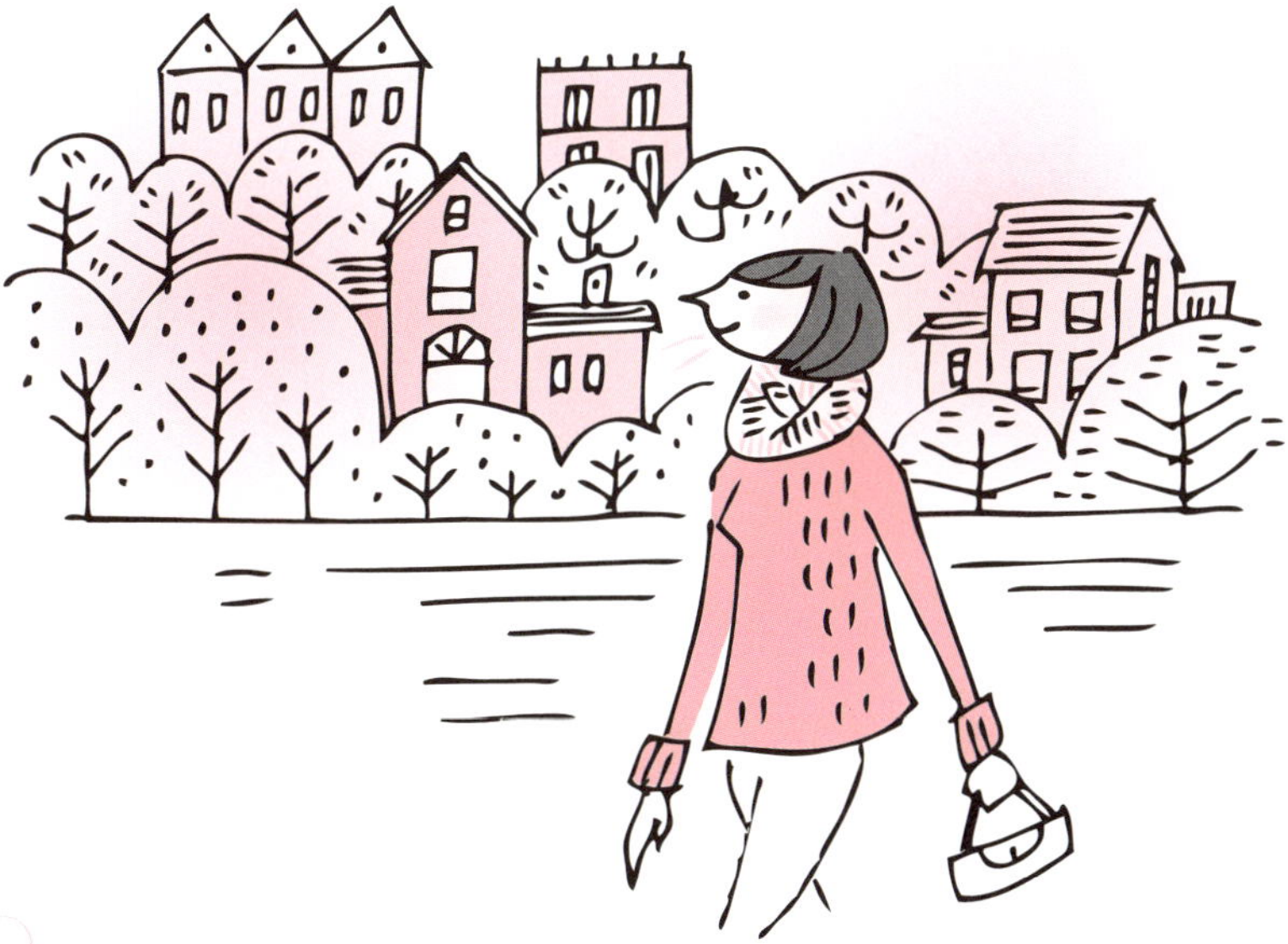

散歩には、想像以上に体脂肪を落とす効果あり！

これまでも、お天気がいい日や、旅行した時などは、よく散歩をしていました。

もちろん、デパートに行けば、へとへとになるまで歩き回る、ということもしょっちゅうです。30分ほど歩く、ということは私にとって別に珍しいことではありません。でも、今回のように、晩ごはんを食べた後、ダイエットのためにわざわざ歩いた、ということは初めてでした。

夜の散歩……初めはちょっと不安でしたが、歩き始めてみると、私と同じようなウエアを着て、すたすた歩いている人の多いこと。一人で歩いている女性もたくさんいましたし、歩幅を合わせて歩いているご夫婦にもよく出会いました。

ともかく、その日は30分の散歩をして、帰ってから5分ほど簡単なストレッチをしました。ストレッチをすると、歩いた後の足や腰の疲れを取り去ってくれるらしいのです。

歩きっぱなしにしておくと、翌日まで疲れが残り、筋肉痛が起きたり、身体がだるくなったりします。

そういうわけで、単に晩ごはんの内容を制限するだけでなく、晩ごはんの後に少しでも歩けば、体脂肪に影響が出るのではないか、と期待して、7日目の夜、歩いてみたわけです。

その結果が、体脂肪率2パーセントの減少。

予想以上の効果です。

歩くことは、体脂肪を落とすためにとても役に立つ、

ということを改めて教えられたのです。

そして、この結果を知ったからには、これからは「歩く」ということを生活の中にまじめに取り入れ、本気で歩いてみようかな、という気持ちになりました。

ただし、食後すぐの散歩は、消化のさまたげになります。

30分から1時間ほどたってから歩き始めます。

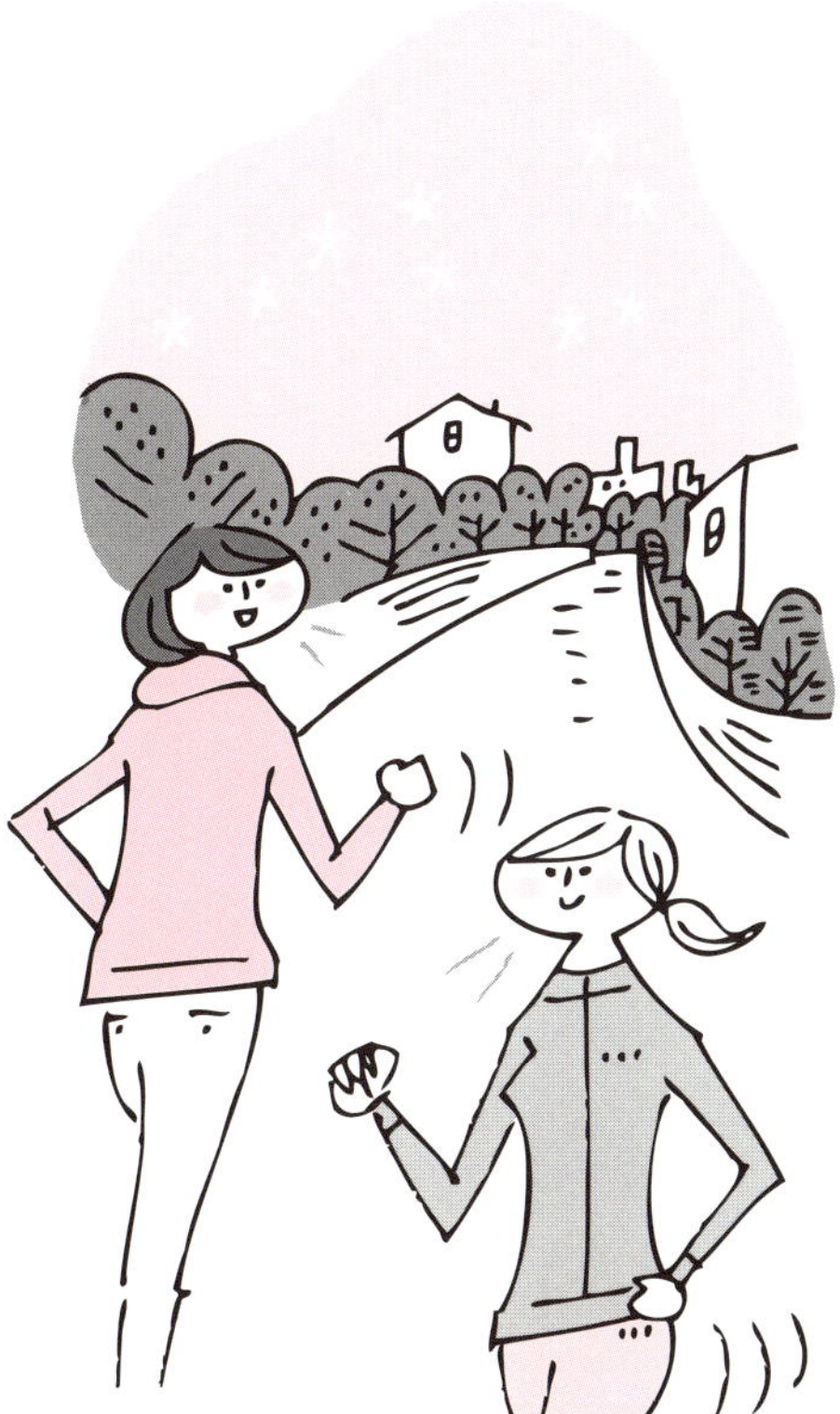

「豆腐」と「散歩」が秘密兵器！

体重1キロ減、体脂肪率3パーセント減という予想よりもよい結果を残して、7日間の「晩ごはんダイエット」の実験を終えたわけです。

この経験で、特に印象に残ったことが二つあります。

一つ目は、

少しでもいいから、
歩く、とかストレッチをするといった
運動を取り入れなければ、
体脂肪は思ったように減ってくれない、

ということ。

もう一つは、

晩ごはんに豆腐をたくさん食べれば、
翌朝の体重が減っている、

ということです。

この本の最初の部分で、「ダイエットの本を真剣に読み返した結果、ダイエット成功の秘密を解く鍵を発見した」というようなことを書きました。

その秘密を解く鍵とは、実は、

「晩ごはんに必ず豆腐を食べる」

ということだったのです。

そこで私は、1週間の晩ごはんメニューに、さまざまな形で豆腐を取り入れておいたのです。

それは、いろいろな栄養学の本を読んだ結果、豆腐をたくさん食べると、確実に体重が減るだけでなく、健康的できれいに痩せられる、ということを教えられたからでした。

豆腐は上質なたんぱく質です。しかも、ビタミン、ミネラルなど、身体を若々しく保ってくれる成分のかたまりのような食べ物です。
後の章で詳しく説明したいと思いますが、晩ごはんに、炭水化物と脂肪を控え、たんぱく質をたくさん食べることが、ダイエット成功の切り札だったのです。

でも、味噌汁の具のような少量の食べ方では足りません（4日目の外食には、豆腐が使われていませんでした）。案の定、次の日、体重が増えていました）。

主食の代わりになるくらいたっぷり豆腐を食べれば、お腹も満足するし、きれいに痩せられるのではないか、と予想して始めたのが、この7日間の実験だったのです。そして、思ったとおりの結果が出ました。

豆腐のダイエット効果についてお話しする前に、次の章では、「体脂肪を減らす」にはどうすればよいのかを考えてみたいと思います。

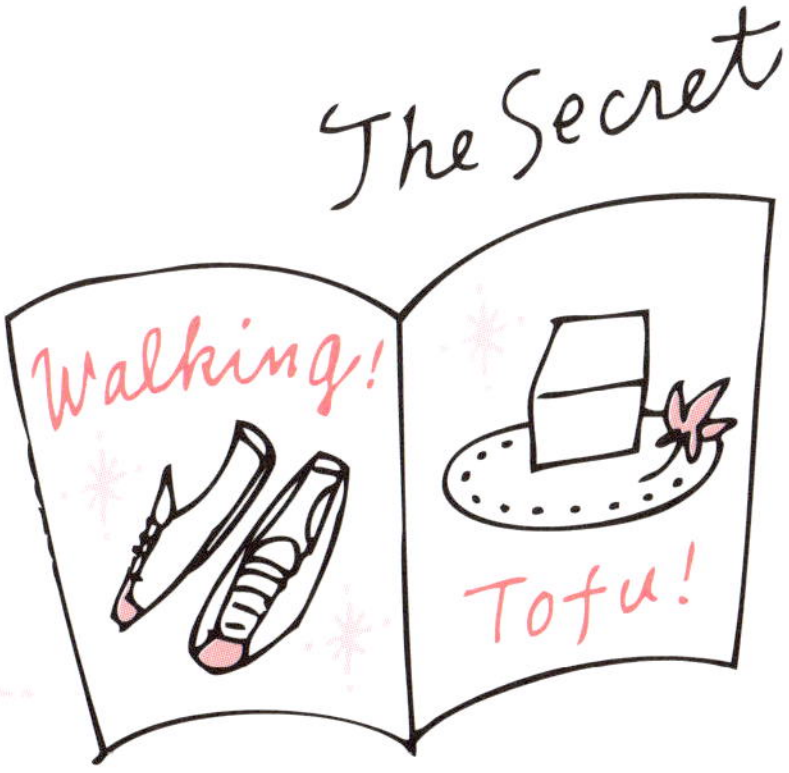

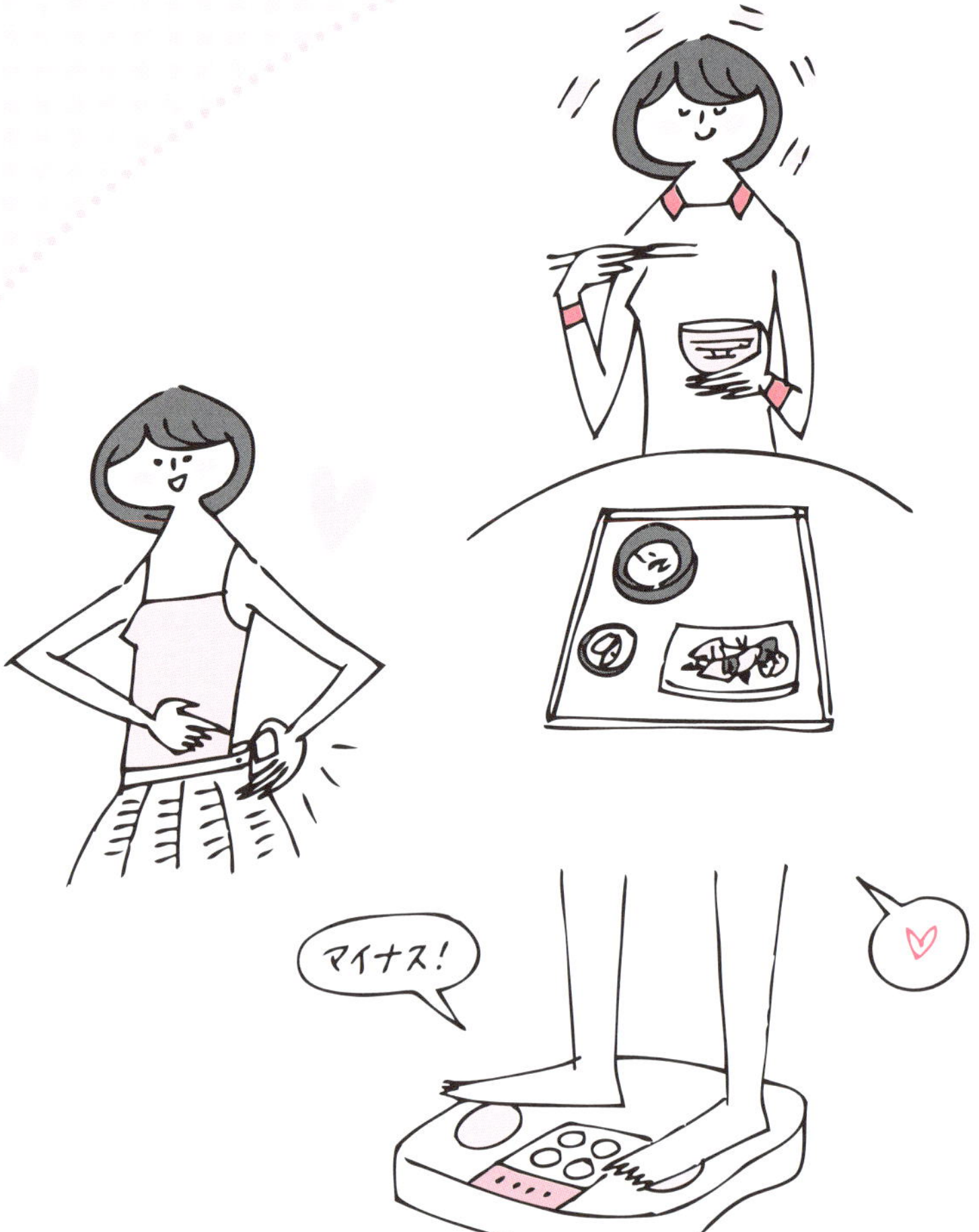
マイナス!

part 2

意外とわかっていない!? ダイエットのしくみ

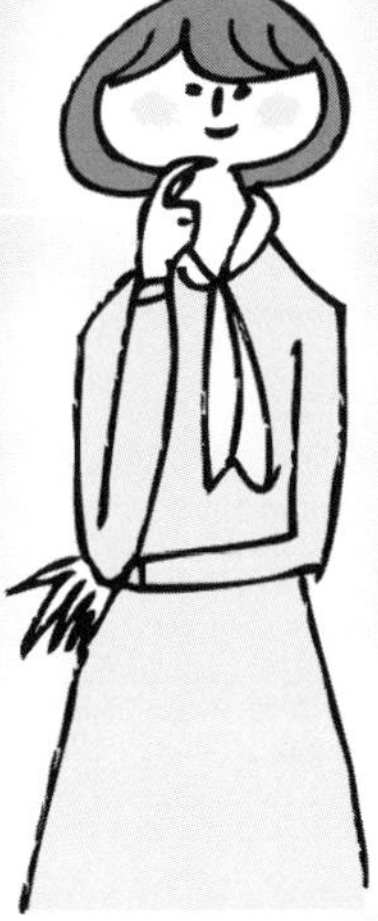

体脂肪ミステリーに挑む！

体脂肪を減らすと、
リバウンドしない？
痩せるということは、
体脂肪を減らすこと？

健康的に痩せる方法は、たった一つしかない

私がむさぼるように読んだ本は、医師が専門的な言葉で書いた体脂肪の燃やし方の本から、ダイエットに成功したタレントさんの実話、痩せる料理の作り方、家庭でできる断食の方法、栄養学の教科書みたいな本までさまざま。

それらの本を読んでいるうち、どの本にも大体同じようなことが書いてあることが改めてわかりました。

健康的に痩せる方法はいっぱいあるようで、実は、皆同じなのです。

1日に食べた量より、1日に身体を動かした量の方が多くなるようにする。

これだけです。言われてみれば、ごく当たり前のことなのです。

それまでの私は、こんな当たり前の理屈がわかっているようで、本当はわかっていなかったのかもしれません。

わかりやすく理解するために、私は、人間の身体を、自動車に置きかえて考えてみました。

まず、予備のガソリンタンク（ガソリンが満杯に入っている）を積んである自動車をイメージします。

この自動車に、ガソリンスタンドで燃料のガソリンを給油してもらって、ドライブに出かけるとします。

何百キロか走ると、スタンドで入れたガソリンがすっかりなくなってしまいます。すると、自動車は動かなくなります。

でも、まだ先まで走らなければならないとします。

仕方なく、積んである予備のガソリンタンクを取り出してきて、その中のガソリンを使います。

すると、再び、自動車は走ることができるようになります。


ひとことで言うと、こういうことになります。

ガソリンスタンドで入れたガソリンは使い切ってしまったのでゼロになる。

積んであった予備のガソリンも、走るために大分使ったので、かなり減っている。

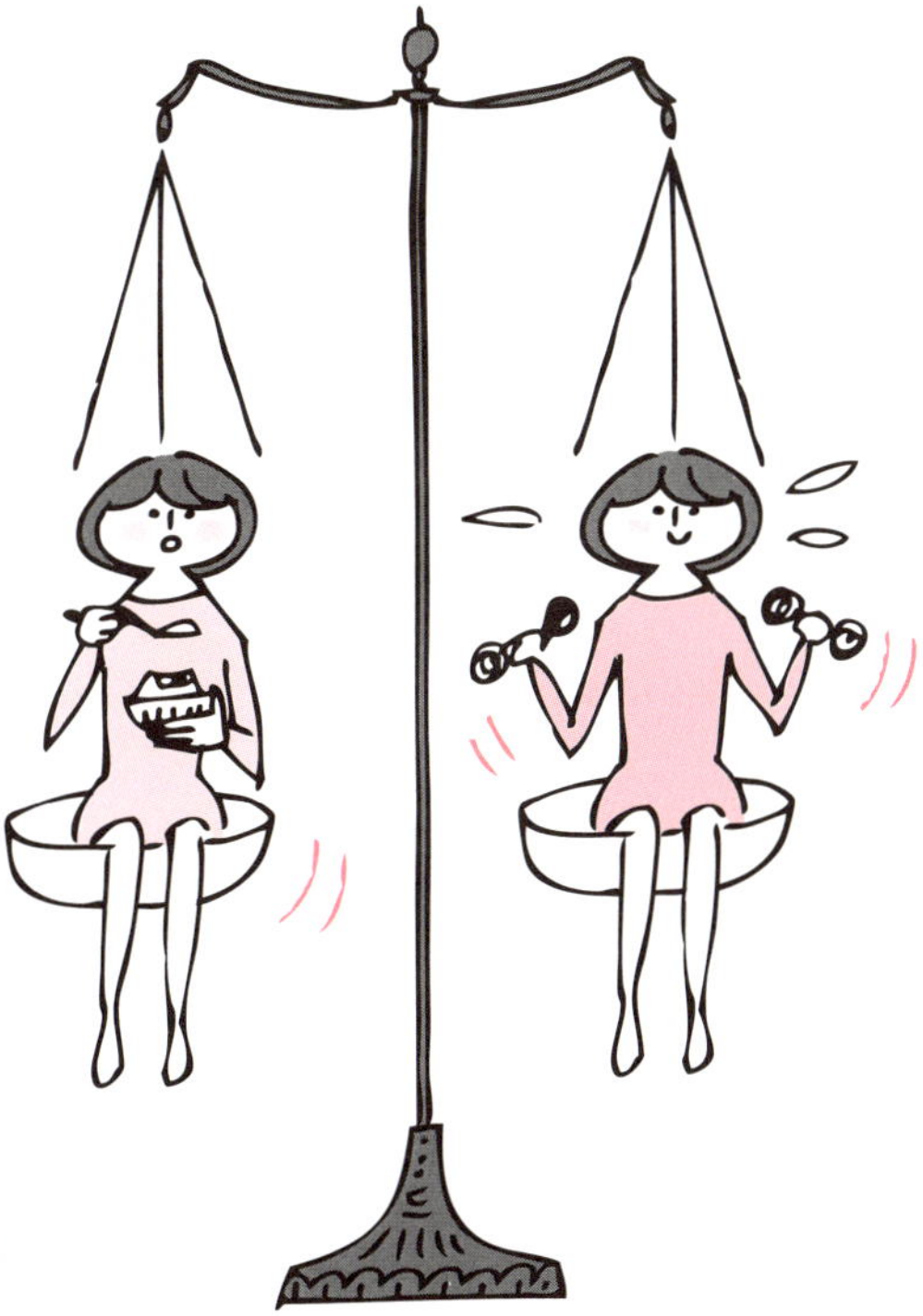

体脂肪は、ちょっとやそっとでは、動いてもくれない。そこで……

先ほどの例で、
ガソリンスタンドで入れたガソリンを、食べたものだと思います。
自動車で走った距離を、私が動いた量だと思います。
積んであった予備のガソリンを、私の体脂肪だと思います。

自動車を走らせて、ガソリンを全部使い切った時、仕方なく予備のガソリンを使うことになります。

人間に置きかえると、私たちが身体を動かして、食べたものを使い切った場合、仕方なく、もともと身体に溜めてあった体脂肪を使うことになるのです。

体脂肪とは、予備のガソリンみたいなものだったのです。

予備、すなわち緊急用なのですから、普段はじっと待機しています。

まだまだ走らなければいけないのに、ガソリンがなくなってしまった場合にのみ、予備のガソリンを使います。

私たちの身体も、まだまだ動かなければいけないのに、動くための燃料（つまり、食べたもの）が体内になくなった場合にだけ、体脂肪の貯蔵庫をノックして扉を開け、体脂肪を取り出してきて使うのです。
結果として、体脂肪の貯蓄は減ります。これが、体脂肪が減るしくみだったのです。
今度こそ、よーくわかりました。
ということは、体脂肪を減らすためには、

お腹が空いた時に、
何でもいいから動けばいい！

つまり、お腹が空いた時に動けば、胃袋の中に食べ物という燃料が残っていないので、仕方なく、体脂肪の出番になる、というわけなのです。
これまで、ダイエットするには、運動しなければダメ！　とあまりにも聞かされていたので、うんざりしていたのですが、ただ動けばいいのなら、何とかなりそう。

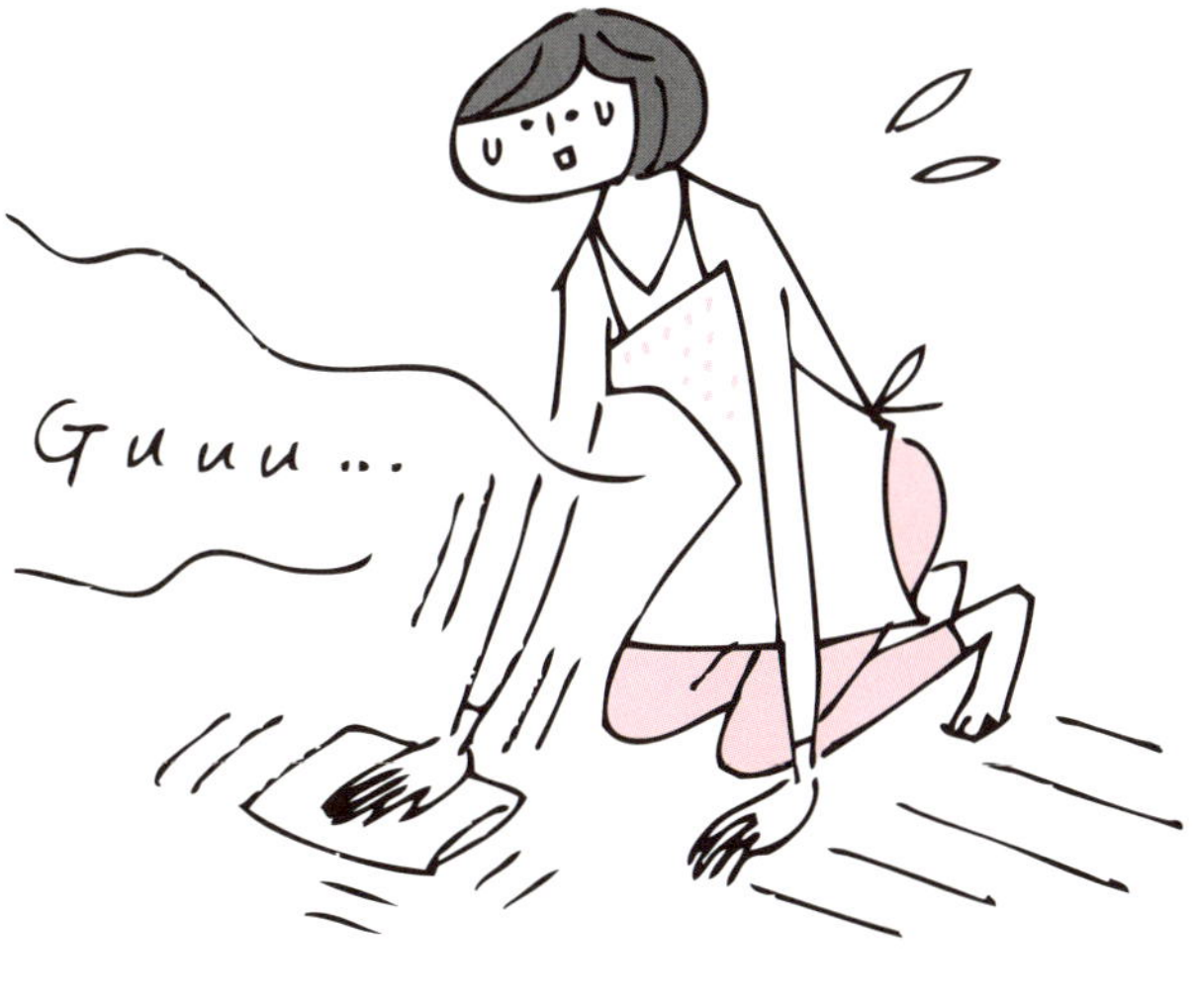

思い出すのも恐ろしい絶食体験

お腹が空いた時に、どんなことでもいいから身体を動かせば、体脂肪が減る！　ということがダイエットの基本だということがわかりました。

この理屈で言えば、

1日のうち、お腹が空いている時間が長ければ長いほど体脂肪が落ちることになるはず

です。

ということは、一日中、何も食べないで絶食すればいいのかしら？　とだれでも思います。でも、これは、大きな間違いだと、私は断言できます。なぜなら、この方法で、かつて私は大失敗しているからです。

若い頃は、1日絶食すれば、次の日、簡単に2・5キロ程度体重が減ったものです。ついでにもう1日、完全な絶食、とまでいかなくてもお菓子を少しつまんだだけでその日を過ごせば、次の日には、さらに1キロぐらいの減量が達成。あまり簡単に痩せるので、調子にのってもう1日絶食したところで、身体が完全にダウンしました。

どうなるかというと、ベッドから起き上がれないのです。

3日間、絶食に近い食生活をした翌朝、ベッドから起き上がろうとしても、身体の芯が抜けたようになって力が入らず、どうしても起き上がれなくなったのです。

気持ちだけはあせっているかというと、そうでもなく、身体がしんどいものだから、脳も働かず、気力も出ません。とにかくうつらうつらと一日中眠っているだけ。

私は、愚かにも、独身時代に一度、結婚後、子供が二人生まれてからも一度、こういう馬鹿な経験をしています。

お腹が空いているはずなのに、何か食べたいという食欲も起こりません。

今なら、真剣にダイエットの勉強をしたので、あの時、私の身体の内部で何が起こっていたのかがよくわかって恐ろしくなります。

ひとことで言うと、人間の身体はうまくできていて、食べ物が身体の中に入ってこない時には、脳が、「なるべく身体を動かさないように！」という命令を出すのです。

食べていないのに動く、ということは、栄養のないまま細胞が動かなければならないということで、それは、「死」にいたるからです。

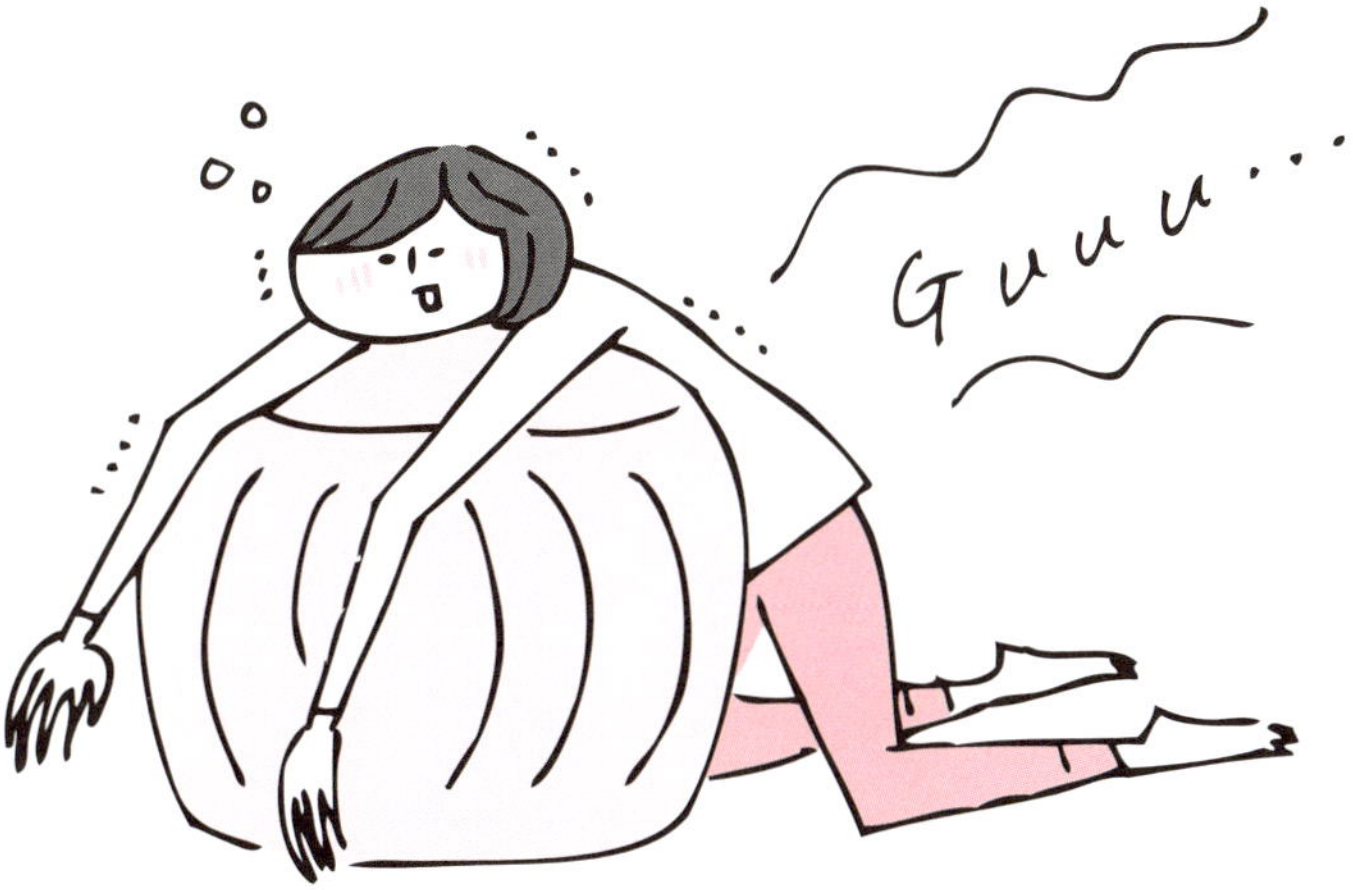

絶食の後、リバウンドが起こり過食症に

結局、絶食は3日でストップ。

ふらふらしながら体重を量ってみると、驚くことに5キロ近く痩せていました。

立っているのがやっとなのに、その数字を見るとすごくうれしくなり、浅ましいことに、この機会にもっと絶食して、あと3キロくらい痩せたい、と思ったのを覚えています。

でも、ベッドから起き上がれず、小さな子供の面倒も見られない私を心配して、手伝いに来てくれた母の手前、さすがにそれは思いとどまりました。

母が作ってくれた雑炊などを食べているうち、どんどん健康が回復しました。

それからが、大変でした。

何が大変って、私の食欲が……。

母も、夫も、何とか私に食べさせようとして、これでもか、これでもかというくらい私の好物を買ってきて、目の前に並べるのです。ケーキ、果物、和菓子、クッキー、チョコレート、お寿司、カツサンド……。痩せたい人間にとって、拷問《ごうもん》以外の何物でもありません。

3日間、抑えに抑えた私の食欲は、目のくらむようなおいしそうな食べ物を前にして、一気にその正体をむき出しにしてきました。

今度は「そんなに食べて大丈夫?」と、母が思わず食べ物を隠してしまうほどの食べっぷり。

信じられないと思いますが、

たった2日で5キロ増え、

めでたく元に戻りました。

それだけなら、まあ、笑えるのですが、私の食欲は治まることがなく、次の日から、今度は自分で好物を買い込んできて、朝から晩まで食べ通し。

おそらく、

生命の危機を感じた脳が、今度いつ絶食してもいいようにできるだけたくさん体脂肪を蓄《たくわ》えておこうと、私の食欲を刺激したのだと思います。

その結果、私は一時、過食症になってしまい、絶食前、50キロくらいだった体重が、絶食の1ヶ月後には、60キロの大台にのっていました。思い出すのも恥ずかしくて、つらい経験です。

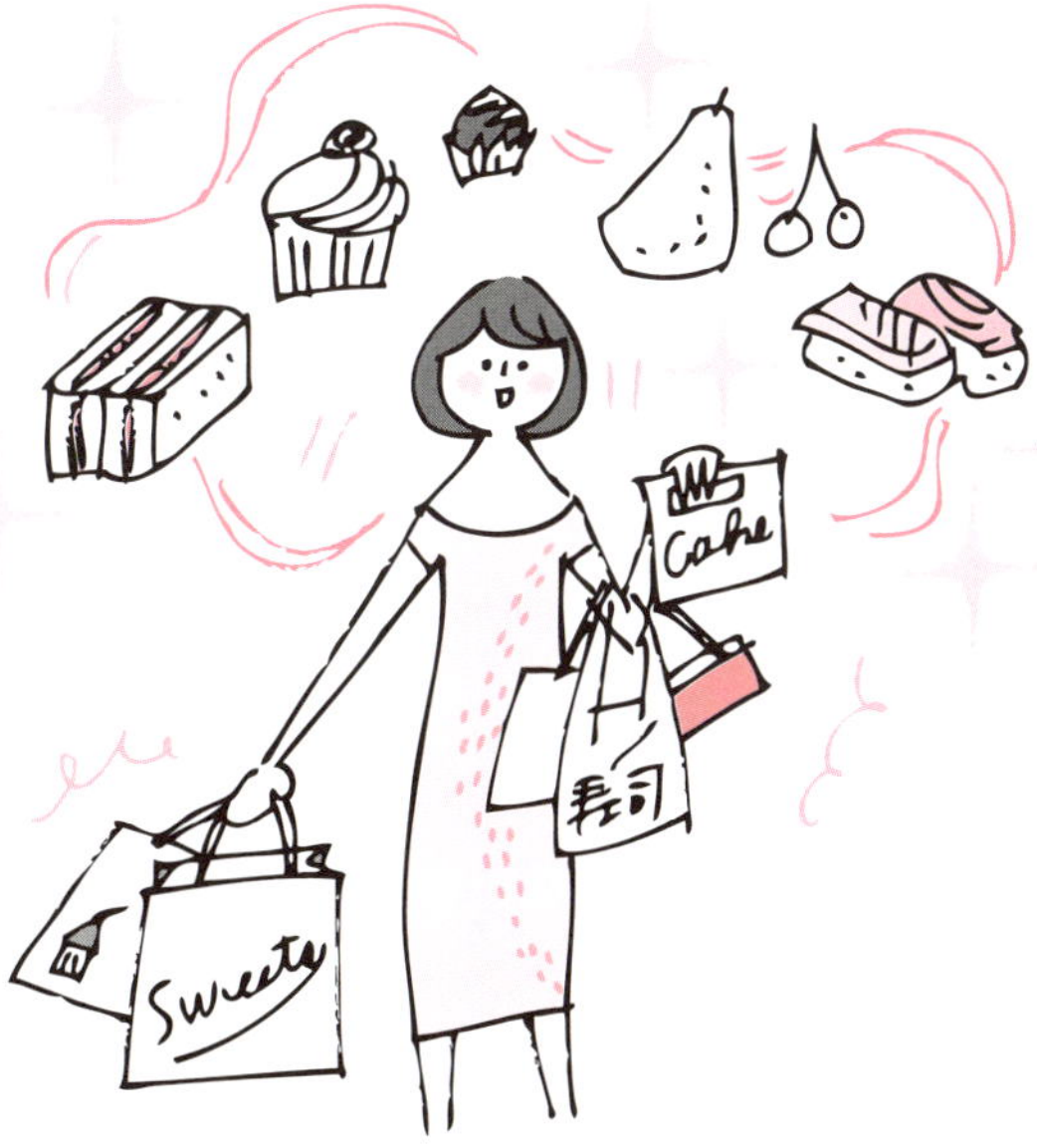

食後しばらくして身体を動かすと体脂肪が減る

というわけで、

絶食は絶対にやめてください。

政府のやり方に抗議して、ハンガーストライキをする人たちをニュースで見ることがありますが、そういう場合、必ず医師が監視しています。絶食を続ければ、本当に死んでしまうからなのです。

ダイエットのためのプチ断食が流行していますが、それも、ちゃんと医師の指導どおりにするのが前提です。かつての私のように、自分勝手にする断食は、本当に危険ですから、絶対にやめてください。

さて「晩ごはんダイエット」に話を戻します。

お腹が空いている時に、何でもいいから身体を動かすと体脂肪が減る、というところまでお話ししました。

ただし、お腹が空いている時というのは、食事を抜いてペコペコの状態になっている時、という意味ではありません。

それは、絶食になるからよくない、と私の体験を交えて説明したとおりです。私が言いたいのは、ごはんを食べた後のことです。

食後しばらくするとお腹が空いてきます。
この時がチャンス。
このチャンスをつかまえて身体を動かすと体脂肪がよく燃えてくれるのです。

繰り返しになりますが、そのためには、まず、三食ちゃんと食べなければいけません。

これまでの私がどんなに努力しても、どうしても痩せられなかった原因は、実は、私が朝ごはんをまったく食べなかったからだと今は思っています。

主人や子供たちのためには、サラダや卵料理などをいろいろ工夫して作るのですが、私自身は、一口も食べませんでした。コーヒーを1杯飲むだけでした。もちろん、お腹は空いていたのですが、ダイエットのためにがまんしたのです。

では、何故、朝ごはんを食べれば、ダイエットに効果があるのでしょうか？

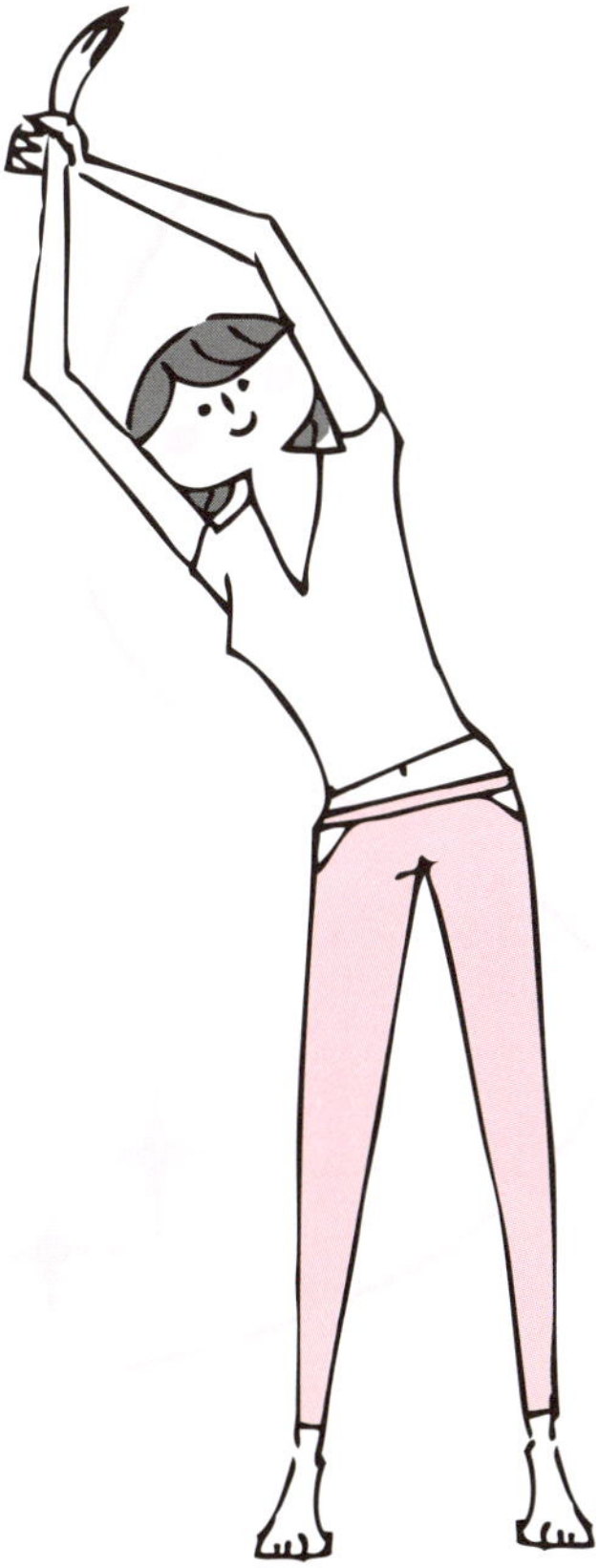

朝食によって、身体は、夜から朝のモードに切り替わります

特にダイエットを目指している人は、絶対に朝食をとらなければいけないのですが、その理由は二つあります。

第一の理由は、身体に「朝が来たよ」と教えるためです。

自律神経の働きによって、人間は、朝から夜までの間は、食べたものをどんどん燃料として消費しながら、活発に動くようにできています。

逆に、夜から朝にかけての時間帯は、やはり自律神経の働きで、静かに身体を休めるようにできています。

それに、眠ってしまうと何も食べられないので(当たり前ですが)、身体は、眠る少し前に食べたものを溜め込もうとします。眠っている間も、内臓や筋肉を休みなく動かさなければならないので、そのための燃料が必要だからです。

ところで、朝、目が覚めるだけでは、身体はなかなか夜から朝のモードに切り替わることができません。

でも、一日を活動的に過ごすためには、身体に「朝が来た」ということをはっきり知らせる必要があります。

それを知らせる役目をするのが、朝食なのです。朝食をとると、それを合図に身体がはっきり目覚めます。

そして、一日が始まったということを認識して、

食べたものを消費しながら活動するという、ダイエットに好都合な生活を始めるのです。つまり、

朝食を抜くと、
身体がまだ夜だと勘違いします。

その結果、まだ夜だと思って、その後から食べるものを、体内に溜め込もうとするらしいのです。
これでは、痩せられるはずがありません。

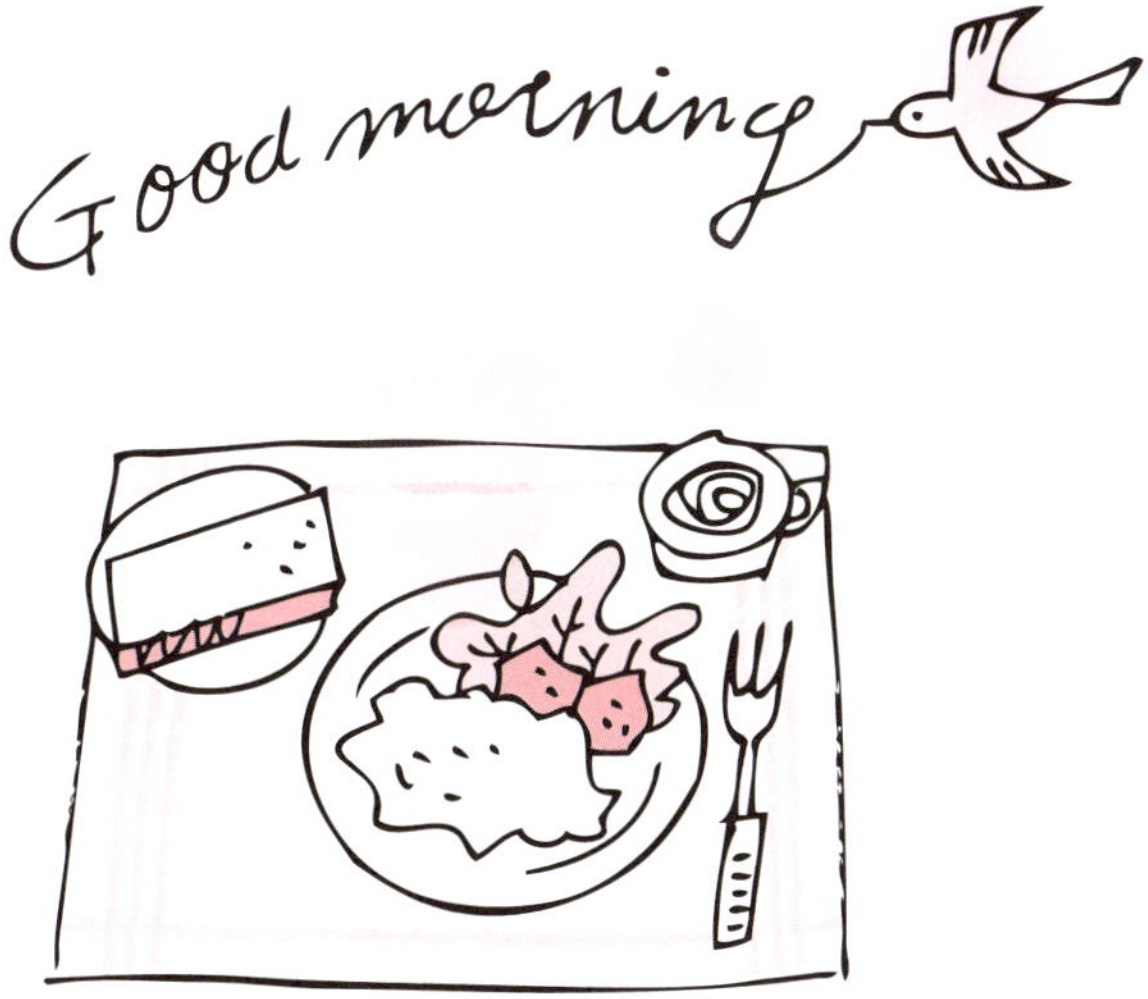

食事で身体が温かくなるのは、体脂肪が燃えている証拠

朝食を抜くのは、痩せたい人にとって逆効果になる、というもう一つの理由は……。

食事をしている時、あるいは食後に、身体がふんわりと温かくなる、という経験はありませんか？

これは、

食事をすることによって、体脂肪の一部が燃える

という証拠なのです。

詳しく言いますと、食事をすると、身体の中のいろいろな臓器が活発に動きます。口の中や食道や胃や腸が一生懸命に動いて、食べたものを消化、吸収しようとします。

身体のどこかを動かすためには、燃料が必要になります。

自動車のガソリンと同じです。

特に、食べたものを消化吸収するためには、思った以上に燃料が必要になります。

そこで、食事をする時には、体脂肪が燃料として使われる、と考えていいのです。

もう一つ、最近わかったことでは、

自律神経の働きによって、食事をした後に、自動的に体脂肪が燃える

という説もあるようです。

どちらにしても、食事をすれば、体脂肪が燃える仕組みが私たちにはあるのです。

ということは、食事を抜くのは、体脂肪が自動的に燃えてくれるチャンスをみすみす見逃すようなもの。

1日に3度ある体脂肪燃焼の貴重なチャンスを利用しないのは損！

3度と言わず、食事の回数を4度にしても、そのたびに体脂肪が燃えてくれます。

ただし、4度食べる場合は、3度分の食事を4度に分けることをお忘れなく。

食事のたびにたっぷり食べていたら、絶対に痩せられません。

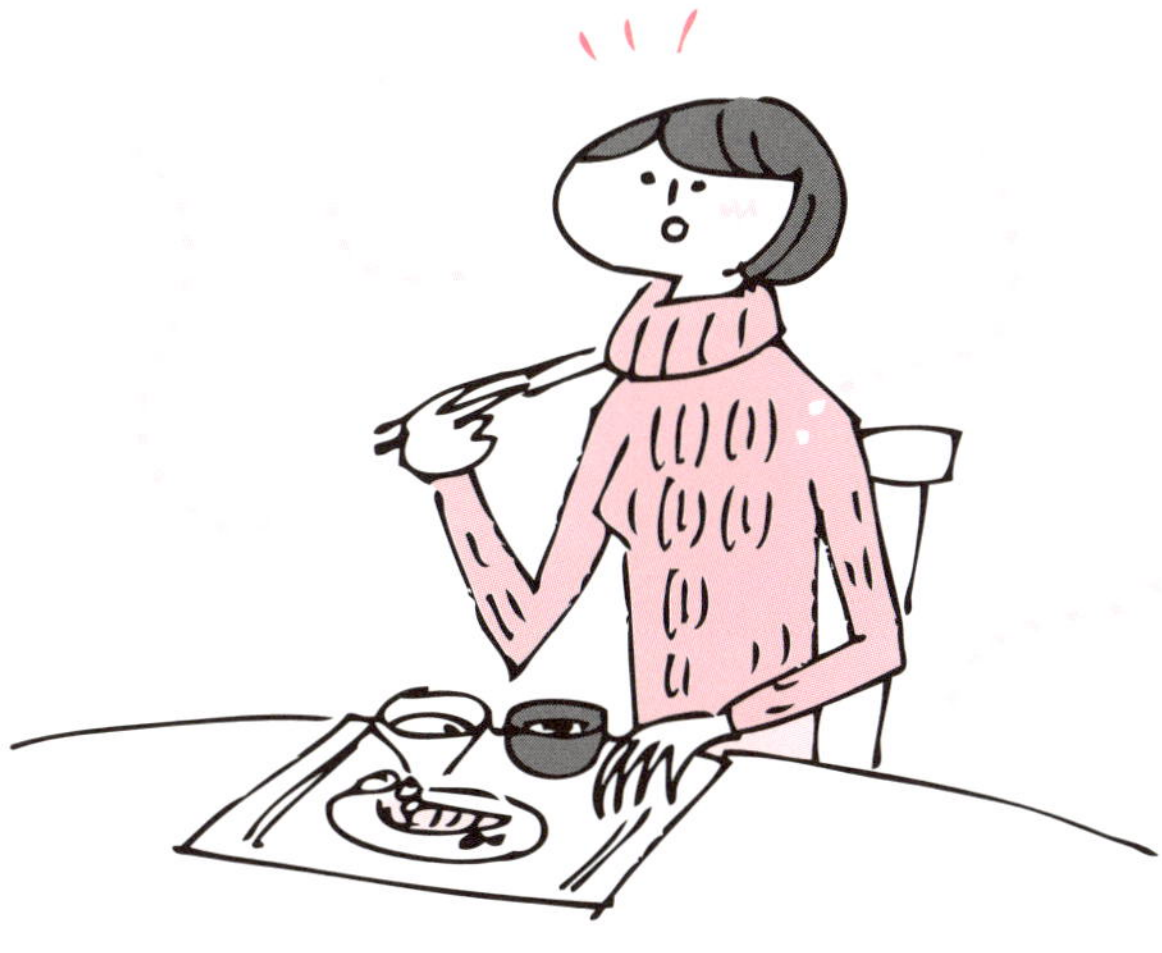

ダイエットを成功させるために、栄養のイメージをつかむ

朝食の大切さを知ってから、私はどんなに食欲のない朝でも、一応、何か食べるように気をつけています。

私が普段、食べている朝食を書き出しながら、何故、それらのメニューが痩せるために効果があるかを説明いたします。

でも、その前に、「栄養」について、ちょっとおさらいをしておきたいと思います。

ここから先、いろいろな栄養素の名前が登場してくるからです。

昔、学校の理科や家庭科の時間に、私たちは三大栄養素というのを習いました。

炭水化物、脂肪、たんぱく質の三つです。

三大、というくらいですから、三つとも非常に大切なものです。

この三大栄養素の役割をきっちり覚えておくととても便利です。

いつ、何を食べたらダイエットにもっとも効果的か、というイメージがわきます。

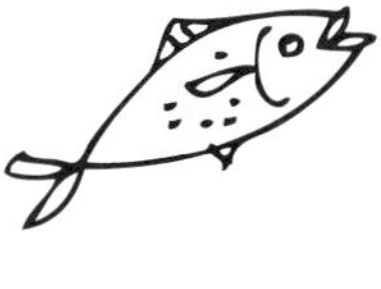

1 炭水化物の仲間

炭水化物の主な役割は、脳や筋肉を動かすことにある！

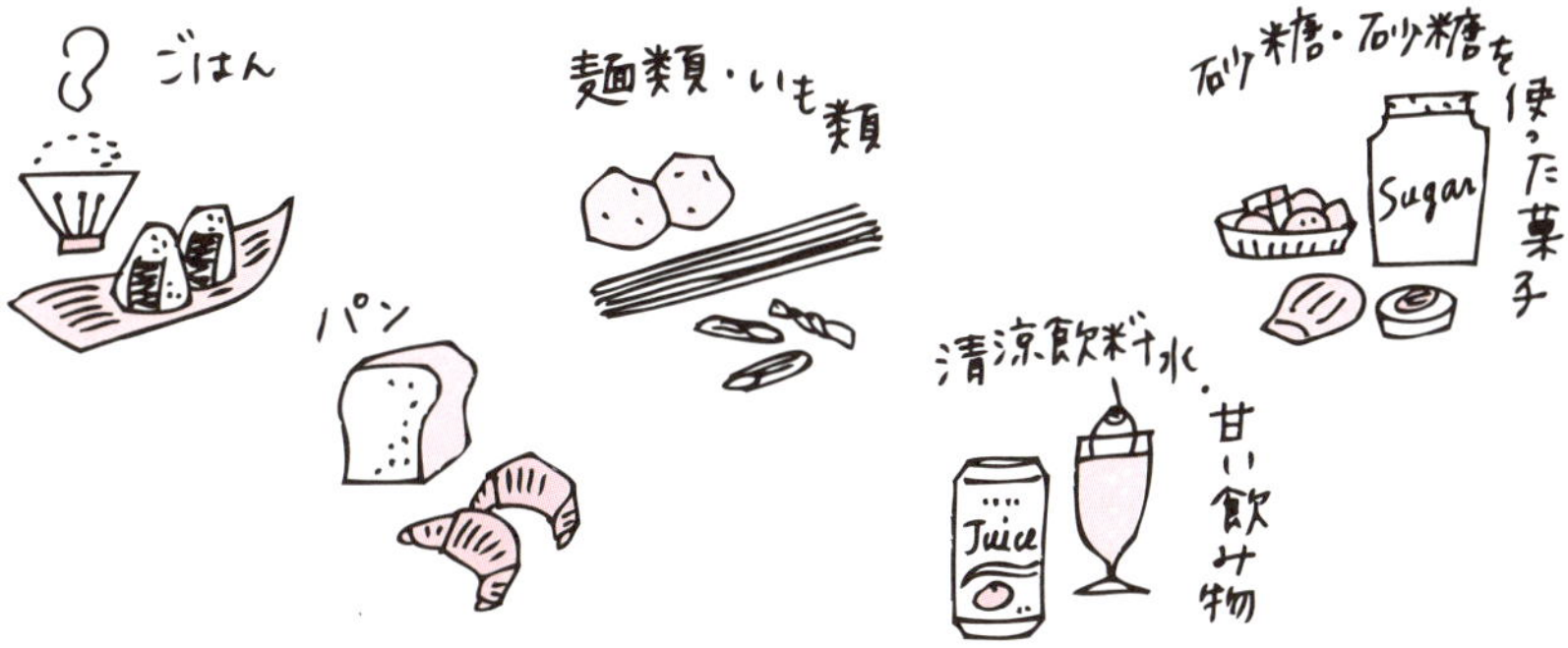

2 脂肪（脂質）の仲間

脂肪の主な役割は、何かあった時に備えて、体脂肪を蓄えることにある！

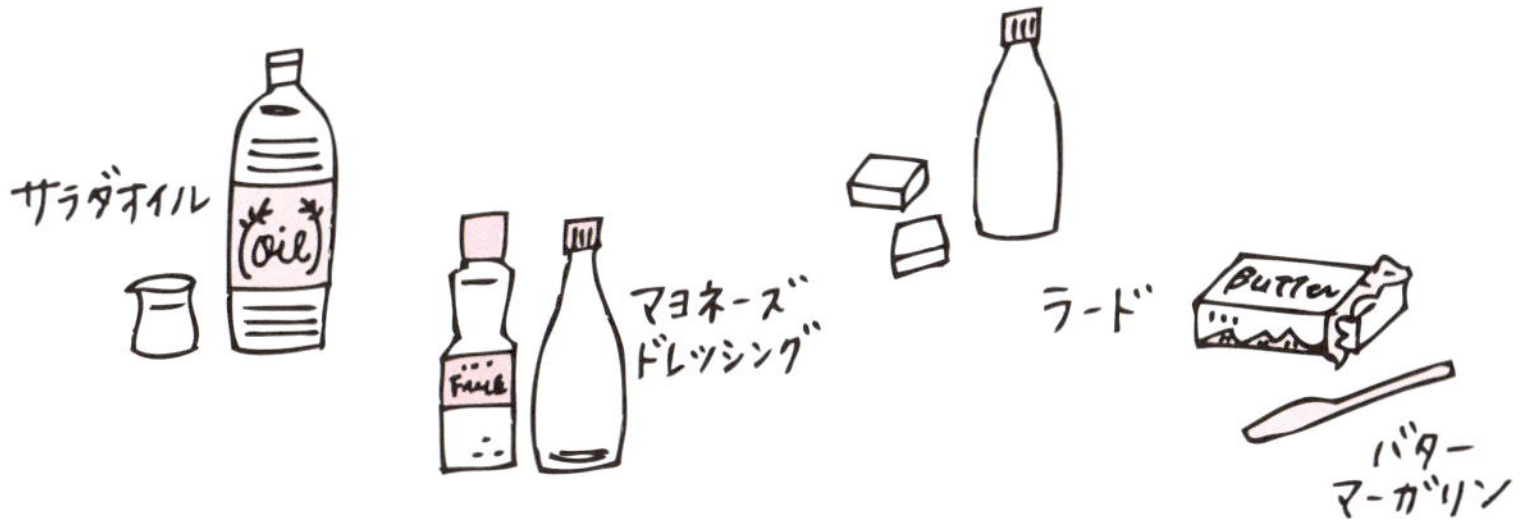

3 たんぱく質の仲間

たんぱく質の主な役割は、身体を修繕することにある！

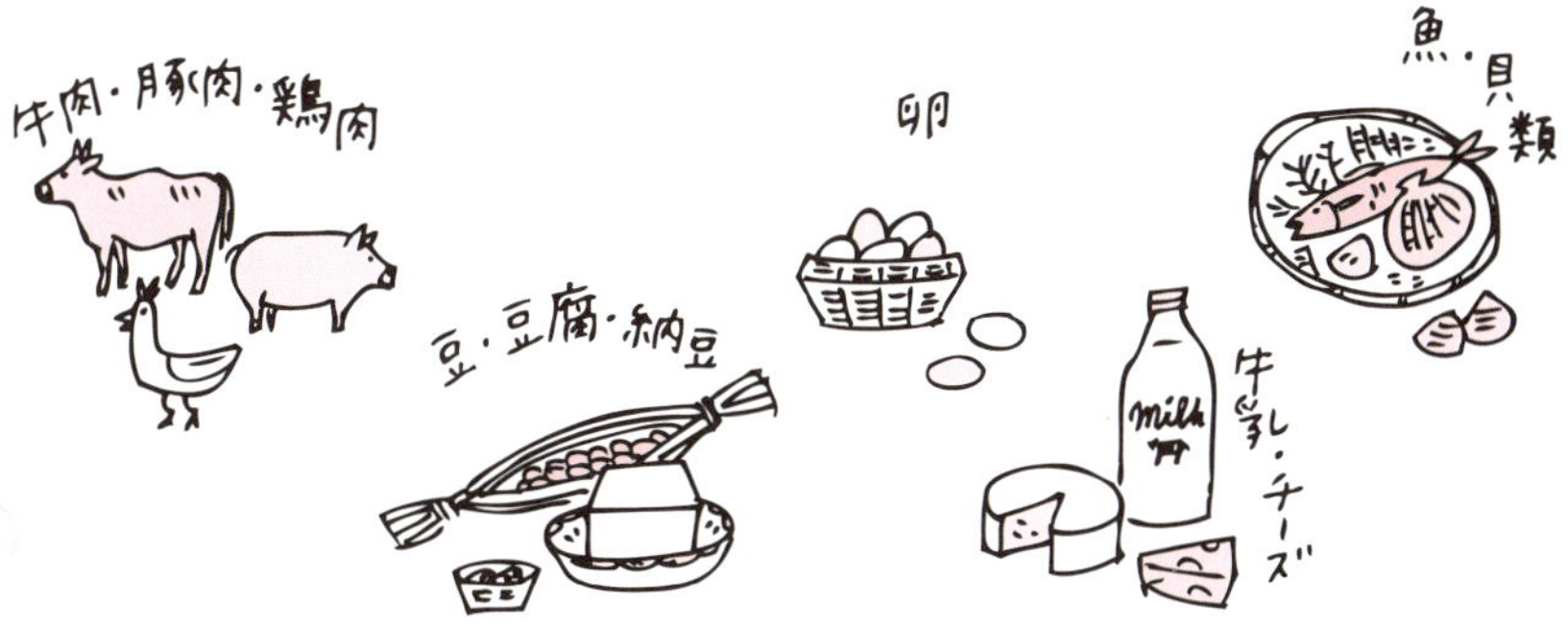

この三つのキーワードを暗記した人は、必ず痩せられます

三つの栄養素の主な役割について、しっかり覚えていただければ、ダイエットは成功したようなものです。

例えば、これから、もうひと仕事しなくてはいけない時、パンが食べたくなったとします。そんな時、「仕事をすれば、脳や筋肉を動かしてくれる燃料として、食べた炭水化物を消費してくれるわけだから、パンを食べても、体脂肪として残らないのね」と私はイメージし、安心してパンを食べるのです。

たんぱく質についても、脂肪についても同じようにイメージを持てば、「これを食べたら太っちゃうかしら」といちいち心配しなくてすむのです。

とにかく、「ダイエット成功のための重要なキーワード」として三つの栄養素の主な役割を暗記してください。

①炭水化物の主な役割は、脳や筋肉を動かすこと
②脂肪の主な役割は、何かあった時に備えて、体脂肪を蓄えること
③たんぱく質の主な役割は、身体を修繕すること

この三つの栄養素の他に、ビタミン、ミネラル、食物繊維も必ず、毎食食べなければいけません。

ビタミンの主な働きは、他の栄養素の働きをス

ムーズにすることです。特に、ビタミンB_2（レバー、うなぎ、牛乳、納豆など）は、脂肪の代謝を助けてくれます。

ミネラルの主な働きは、身体のさまざまな器官がよい状態で働けるようコントロールすることです。ミネラルが不足すると、疲れやすく、便秘、糖尿病、骨粗しょう症、ガンになりやすくなります。

カルシウム（チーズ、小魚）、カリウム（昆布、大豆）、鉄（レバー、あさり）などがミネラルの仲間です。

食物繊維は、有害な物質を体外へ排出する働きがあります。海藻類、干し柿、大豆、いんげんなどです。

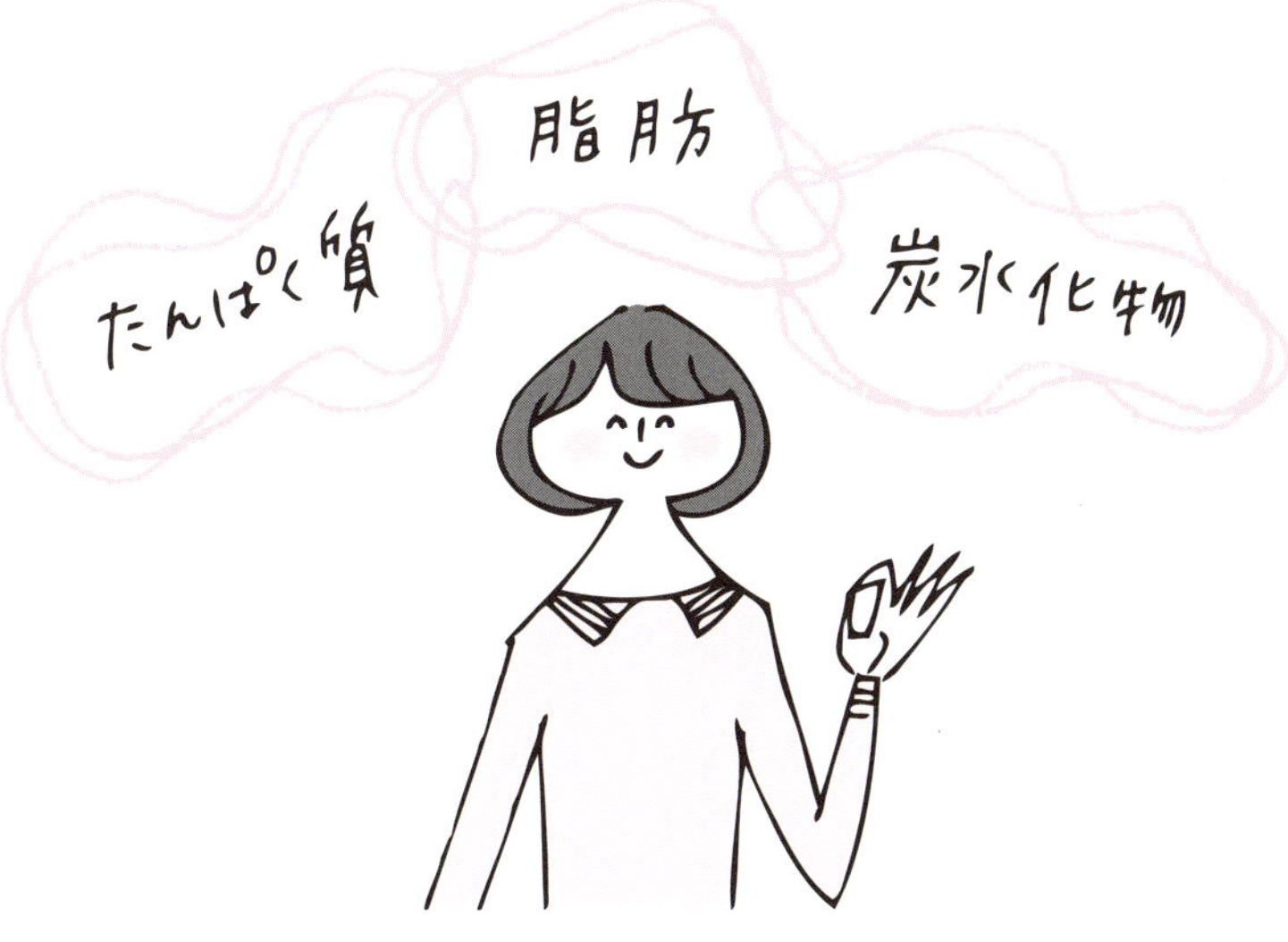

間食のルール1 夕食後のデザートは禁止。デザートは、夕食の前に食べる

例えば、普通に晩ごはんを食べたとします。

その晩ごはんのカロリーで、脳や身体を動かすのに充分だとします。

それ以上何も食べなければ、晩ごはんは、燃料としてすっかり使い果たされ、体脂肪が作られることもありません。

ところが、晩ごはんの後にカロリーたっぷりの甘いデザートを食べたらどうなるでしょう。

すでに、脳や身体を動かす分の食事は充分なのですから、デザートの分は余ってしまいます。そこへ、インスリンというホルモンがあらわれ、余ったカロリーを体脂肪として溜めてしまいます。つまり、

夕食後のデザートは、わざわざ体脂肪の材料を食べているようなもの

なのです。

どうしても、デザートが欲しければ、晩ごはんの前に食べてください。

例えば、アイスクリームを食前に食べたとすると、血液の中に糖質が入ります。この状態が血糖値が上がる、ということです。

アイスクリームを食べて血糖値が上がると、脳は、すでにたくさん食べたのだ、と勝手に判断します。

そして「満腹だ」と思い込みます。

その結果、まだ食事をしていないのに、なんだかお腹がいっぱいになったような気がして、食べすぎを防げるのです。

間食のルール2 口寂しい時、がまんしない

口寂しくて、どうしても間食をしたくなった時、私は弱い自分と闘わず、さっさと食べ物を探して、間食しました。

間食のタイミングさえ間違えなければ、和菓子でも洋菓子でもＯＫです。

タイミングとは、お腹いっぱいになった食事のすぐ後に食べないこと、これが大切です。お腹がいっぱいなのに、その上に食べると、すでに食べたものがどんどん体脂肪になってしまう、というイメージを持ってください（実際には、もっと複雑ですが）。

とりあえず、このイメージがあれば、お腹いっぱいになった後に、何か食べようという気持ちがなくなるでしょう。

どんなにお腹がいっぱいでも、デザートはべつ腹、なんて言ってる人は要

注意。

べつ腹に入るお菓子や果物は、体脂肪に変身する！

のです。

さて、和菓子でも洋菓子でも大丈夫、と書きましたが……。

ダイエット開始からの１ヶ月間、これを食べたら、元の木阿弥、という食べ物があります。

それは、ほとんどが脂肪分でできているお菓子、例えば、チョコレート、アイスクリームなどです。

逆に炭水化物や、たんぱく質の多いお菓子なら、体脂肪になる前に、燃料として使われたりするので大丈夫です。

具体的に、食べてもＯＫの間食と、禁止の間食をリストアップしてみましょう。

間食のルール３　ダイエット開始から1ヶ月、間食するなら、このお菓子

和菓子なら

あんこの串団子……たんぱく質の割合が多く、脂肪はほとんどない
しょうゆの串団子……燃料として消費されやすい成分が多い
ういろう……脂肪が少なく、カロリーが低い
水ようかん……半分以上が水分なのでカロリーが低い
あんみつ……寒天がおいしく食べられて、満腹感が得られる
みつ豆……寒天、えんどう豆など、栄養満点
今川焼き……カロリーが低い割に、腹もちがよい
うぐいす餅……餅の和菓子類は、おやつとして食べて大丈夫
かしわ餅……ただし、小ぶりのものを１個だけ
ちまき……ゆっくりかんで食べれば胃が満足するはず
くずまんじゅう……水分が多いので低カロリー
あめ……食欲をごまかすための１、２個ならダイエットに好都合

洋菓子なら

カスタードプリン……水分が多くカロリーが低い。栄養バランスもよい
ゼリー……ほとんどが水分でカロリーの心配がいらない

シュークリーム……どうしてもケーキ類が食べたい時、小さいものを
エクレア……周りの皮とチョコレートを半分残すこと
ワッフル……ジャム入りのものならＯＫ。クリーム入りはカロリーが高い
ホットケーキ……脂肪分が案外少ない。バターは塗らず、シロップで
マシュマロ……脂肪分はゼロ。手っ取り早く甘みがとれる
ドロップ……１、２個はダイエットに影響なし。食欲が抑えられる

間食のルール4　ダイエット開始から1ヶ月、食べてはいけないこの間食

和菓子なら

かりんとう……脂肪分が多い上、後を引くので、つい食べすぎる
いもかりんとう……普通のかりんとうより、ぐっと脂肪分が多い
揚げせんべい……和菓子の中で、高カロリーのチャンピオン
揚げまんじゅう……多量の油と砂糖のミックスは、体脂肪の最高の材料
甘納豆……少しならいいけれど、後を引くのが最大の欠点
カステラ……油分が多いので、カロリーも高い
月餅……皮にも、あんにもたっぷり脂肪分が入っている
中華あんまん……あんの部分に、驚くほどのラード（豚脂）が使ってある
中華クッキー……砂糖とラードのかたまりだから、高カロリー

洋菓子なら

チョコレート……中でもホワイトチョコレートが一番の高カロリー
ポテトチップス……３分の１以上が脂肪分。油を食べているようなもの
デニッシュペストリー……脂肪分が多く、甘みも強いので高カロリー
ドーナッツ……やわらかくなればなるほど、高カロリー
アップルパイ……パイ皮は、バターを食べているようなもの。ミートパイもバツ
ビスケット……やわらかいものほど、バターなどの脂肪分が多い
クッキー……上等のものは、バター、生クリーム分が多い
ショートケーキ……生クリームは、即、体脂肪になると思ってほしい
クラッカー……チーズをのせて食べれば、いつまでたっても痩せられない
コーンスナック……脂肪分が案外多い。ポテトチップスの次に高カロリー

part 3

これが、朝食・昼食の〝痩せる〟食べ方だ

朝食・昼食ミステリーに挑む！

朝食・昼食はお腹いっぱい食べても、
体脂肪になりにくいのは、何故？

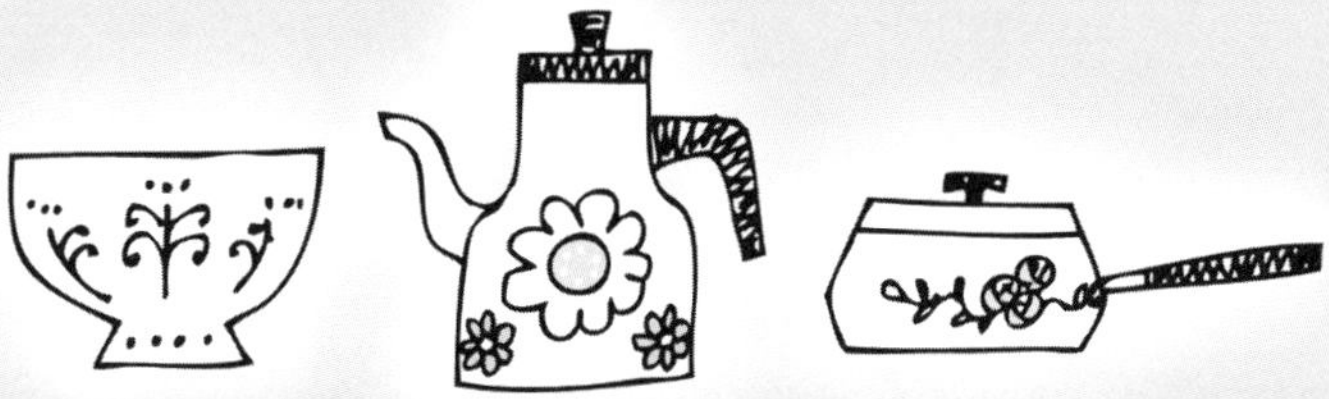

朝食には、精白していないパンとノンシュガーのジャム

朝食の話に戻ります。私が、毎朝食べている朝食は、次のようなものです。

パン

- **胚芽パン**……ビタミンB群が多く含まれるので、他に食べたものをどんどん燃料に変えてくれる。つまり、食べ物を体脂肪として身体に溜めにくくしてくれる。その他、肌を若返らせるビタミンE、筋肉を作るたんぱく質、骨や血液の材料となるミネラルが豊富。健康を維持するための栄養がいっぱい含まれているので、ダイエットにおあつらえ向き。
- **ライ麦パン、玄米パンなどの精白していないパン**……ほぼ、胚芽パンと同じような栄養に富む。ライ麦パンの場合は、含まれる食物繊維が豊富なので、便秘が解消する。

◎食パンを食べる場合は、8枚切りを1枚。ロールパンの場合は小1個。
◎食べないようにしているパンは、精白してある食パン（食物繊維が少ない）、バターがたっぷりのクロワッサン。バター、生クリーム、ジャム、チョコレートなどをふんだんに使っておいしく焼いてあるデニッシュなど。
◎要するに、朝食での主食は、白くないパンに、あまり甘くないジャムを少しつけて食べます。
◎ジャムは、糖度30か40のもの（ジャムのラベルに糖度が示してあるものを選んで）。砂糖不使用で、フルーツ自体の甘さで味をつけてあるものを選べば、パンに入っていないビタミンCが補えます。
◎ダイエット中は、バターは避けます。

朝食用に、煮卵を作りおきしておくと便利

卵料理

❀**ハムエッグ**……小さじ１のサラダオイルをひいて、ハム２枚（脂身の多いロースハムは避けるか、脂身を除く）に卵１個。

❀**豆乳入りプレーンオムレツ**……風味とボリュームを出すため、卵１個に対し、豆乳大さじ２を加える。塩、こしょうで味をつける。バターでなく、サラダオイルで焼く。

❀**チーズオムレツ**……豆乳入りプレーンオムレツの材料に、低脂肪ピザ用生チーズ大さじ１を加える。こくのあるおいしいオムレツができる。

❀**和風オムレツ**……豆乳入りプレーンオムレツの材料に、ゆでて刻んだブロッコリー、竹の子、貝割れ大根、三つ葉など（冷蔵庫にある野菜なんでも）を入れ、粉末だし小さじ１を加えて、和風の味に仕上げる。

❀**しゃけオムレツ**……豆乳入りプレーンオムレツに、しゃけのフレークを加える。

❀**もんじゃ風いり卵**……卵１個を溶き、細かく刻んだキャベツ、紅しょうが、桜海老、刻みのり、粉末だし少々、塩、水大さじ１を加え、フライパンでいり卵にする。

❀**ゆで卵のツナソースかけ**……ゆで卵を輪切りにして並べ、その上に、水気をよく切った水煮缶のツナを、ノンオイルのドレッシングであえてのせる。ドレッシングはクリーミーなものがよく合う。

❀**煮卵サラダ**……煮卵は前の晩に作っておく。ゆで卵の殻をむく。めんつゆ大さじ２と水100ミリリットルを合わせて沸騰させた煮汁の中に、ゆで卵を入れ一晩おく。わかめとレタスを刻み、レモンドレッシングをかけ、その上にくし形に切った煮卵をトッピングすると、栄養的には完璧《かんぺき》な朝食になる。

◎煮卵を作りおきしておき、野菜や海藻と一緒に食べると低カロリーで栄養満点。
◎ダイエット中、避けたい卵料理は、ベーコンエッグ（動物性脂肪が多すぎます）。
◎卵といえば、コレステロールを連想しますが、卵に含まれる良質のたんぱく質が余分なコレステロールを追い出す役目をするので、１日に１個の卵なら、コレステロールの心配はありません。

もっともダイエット向きなのは、きくらげのサラダ

サラダ

ビタミン類と食物繊維をとるために、私は毎朝、必ず野菜サラダを食べます。

ただし、野菜を生で食べると身体を冷やすので、暖かい季節には生で、冬には、炒めたり、ゆでたりして、温野菜にします。

しいたけ、えのきだけ、エリンギ、しめじなどのきのこ類は、ビタミンB群、ビタミンD、カリウム、食物繊維などをたっぷり含み、しかも低カロリー。強火で手早く炒め、温野菜サラダにします。ごまのドレッシングが合います。

きのこ類は、保存が利かないので、買ってきたら早めに食べるようにします。

きくらげのサラダ……きのこ類の中でも、もっともダイエットに効果的なのが、きくらげ。ミネラルと食物繊維が多く、カロリーもほとんどないので、乾燥きくらげを水で戻し、サラダオイルで炒めたり、サッとゆでて他の野菜サラダと一緒に食べる。

◎私は、1回で、大きいレタスの葉を、3～4枚も食べます。ドレッシングは、冷蔵庫にノンオイルのものを常に3、4種類用意しておきます。私の好きなものは、青じそ、中華風、イタリアンバジルなどです。

◎トマトに含まれるリコペンは、細胞を老化から守ったり、ガンを予防したりします。毎日トマトを食べ続けている人はガンにかかる率が低いという報告もあります。私も、肌を老化から守りたいので、1日も欠かさずトマトを食べています。

◎トマトのリコペンは、ビタミンE入りのサラダオイルで炒めると、さらに吸収がよくなるようです。コンソメを溶かしたスープに、炒めたトマトとたまねぎを加えれば、リコペン豊富なトマトスープが出来上がります。なるべく完熟のトマトを使ってください。

◎ミニトマトは、普通のトマトよりもビタミンCとカリウムの割合が多く、老化を防ぐパワーもより強いです。

◎その他、ボイルしたブロッコリー、にんじんや、千切りのきゅうり、大根など、いろいろな野菜をアレンジしてサラダを食べています。

ヨーグルトは、食後に食べると、より整腸効果が上がる

ヨーグルト

無糖ヨーグルトに、オリゴ糖のシロップで甘みを加え、毎朝、必ず食べています。

なぜオリゴ糖のシロップを使うかといいますと、低カロリーであることと、オリゴ糖をヨーグルトに混ぜると、ヨーグルトの中のビフィズス菌を増やす効果が高まって、腸内をよりきれいにしてくれるからなのです。

ヨーグルトに含まれるさまざまな乳酸菌は、身体の中の毒素を追い出して、細胞の老化を防いでくれる、というのですから、私のような中高年女性にはありがたい食べ物です。

さらに老化防止のパワーをアップさせたければ、キウイ、りんごなどの果物を添えます。ヨーグルトにはないビタミンCがプラスできるからです。

これまで、私は食事をしながらヨーグルトを食べていましたが、今回、腸内を一層きれいにしてもらうためには、食後に食べた方が効果的だということを知りました。

食後は、胃酸が薄まるので、乳酸菌が生きたままで腸に届きやすいからです。

以上が、私が食べている朝食メニューの一例です。

パンとジャム、卵料理、サラダ、ヨーグルト、そして、コーヒーのセット。こう書き出してみると、結構な量を毎朝食べているような気がします。

でも、これだけ食べても、リバウンドして太ったということはありません。

ダイエットしようとする人は、私と同じくらいの朝食をとっても大丈夫、ということの証明だと思って、ぜひこのくらい食べてください。

朝、たっぷり食べておくと、一日を活発に過ごせますし、お昼まで間食しようという気が起こりません。

何回も書いたように、朝食をまったく食べないよりは、少し多めでもいいから毎朝、多種類の食材を使った朝食を食べる方が、ダイエットには確実な効果がある、ということなのです。

朝食には、必ず、ごはんかパンを食べること

私の朝食メニューをごらんになれば、こんなに食べても大丈夫なの？　と、驚かれるかもしれません。

でも、ご安心ください。

前に書いた栄養のところで、ごはんやパン、麺《めん》類など炭水化物の主な役割が、脳や筋肉を動かすことだとわかりました。

ということは、

さあ、これから動くぞ、という朝には、必ず主食をとらなければいけない、

ということになります。

逆の言い方をすれば、ごはんやパン、麺類を食べても、その後、家事や仕事で動くのですから心配ない、ということです。

食べたものは燃料としてすぐに使われ、体脂肪になることはないのです。

ただし、燃料として使われる量以上に食べてしまうと、身体の中で余ります。その余った燃料が体脂肪となります。

ごはんなら、ごはん茶碗に１杯。パンなら、食パン８枚切り１枚を食べても、絶対に大丈夫なのです。

私は、本当はパンが大好きなのですが、パンは消化がよくて、腹もちが悪いという弱点があります。

そこで、あわ、ひえ、きび、米、豆などのミックスされた雑穀米を炊いて食べてみたところ、歯ごたえがしっかりして、香ばしくおいしいのです。

おまけにミネラル、ビタミン類もたっぷりあって、野菜の代わりになるほど栄養豊富です。

炊くのが面倒だと思ったら、まずはパック詰めの雑穀米ごはんをスーパーやデパートで買ってみてください。

もし、お口に合えば、雑穀米や発芽米、玄米は腹もちが抜群によく、ダイエットには最適です。

どうしても食べたいものがある時は、昼食で

次は、お昼ごはんについて考えてみようと思います。

私にとって「ダイエットする」ということは、食べたいものを、食べたい時に、食べたいだけ食べる、ということをすべてがまんする、ということでした。

でした、と書いたのは、これは、過去の私の考え方だからです。

まじめにダイエットの勉強をした今は、こんなことは考えていません。むしろ、こんな風に、何もかもがまんしようとしたから、すぐに挫折したのだなあと、思っています。

普通の人間は、長い期間、欲求を抑え込んだり、無理ながまんを続けられるものではありません。やがて、精神や身体のどこかが異変を訴えて、そのつらい状態をストップさせようと働きかけてきます。ダイエットで言えば、突然どか食いに走ったり、過食症になったりすることです。

私が、今回、生まれて初めて12キロのダイエットに成功したのも、あまりつらい思いをしないですむ方法を採り入れたからだと思います。

前述しましたように、朝ごはんはたっぷり食べていますし、晩ごはんも、食材に制限はあるものの、お腹いっぱい食べています。アルコールも飲むし、間食もします。

だから、長続きしたのです。

加えて、ここでもう一つ、おいしい話をしようと思います。

いくらダイエット中だといっても、人それぞれ、どうしても食べたい、と思うものがあります。

私の場合で言えば、ラーメン、チーズがたっぷりのったピザ、うなぎ、お寿司、かきフライ、餃子、チーズケーキ、チョコレート、あんみつ、大福……どれもこれも、食べれば、たちまち太ってしまいそうなものばかり……。

本当なら、ダイエット中に食べてはいけないものばかりなのですが、実験的に、昼食時に食べてみたところ、体重や体脂肪に大きな影響が出ませんでした。

ただし、これらの高カロリーのものをそのまま食べるのではありません。

ちょっとした工夫をして、ダイエット向きの食べ物に変身させる必要があります。

七つの要注意レシピ！

体験上、ダイエット中に「これを食べたら痩せられない！」というメニューは七つあります。そのメニューと理由は次のとおりです。

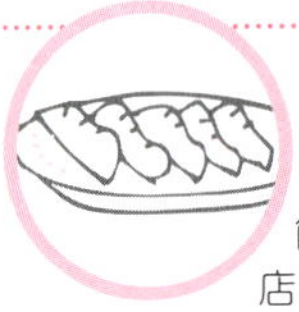

餃子

餃子に限らず、お店で食べる中華料理には、作っている現場を見ればびっくりするほどたくさんのラード（豚脂）が使われています。

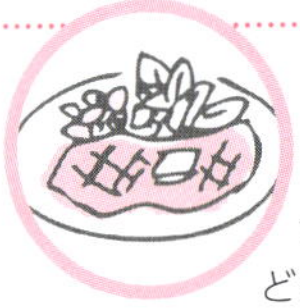

ステーキ、焼肉

カルビ、ロースなどおいしい肉は、脂ののった霜降りと決まっています。焼肉は脂分が網から落ちるから大丈夫、といってもたくさん食べることになるのでダイエットの敵。

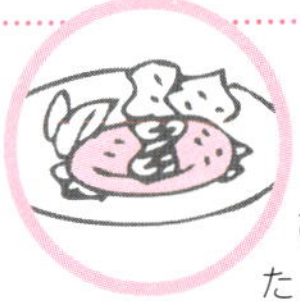

ハンバーグ

ひき肉料理は、思ったより脂身が多く使われています。やはり、動物性脂肪オーバーでダイエットの敵。

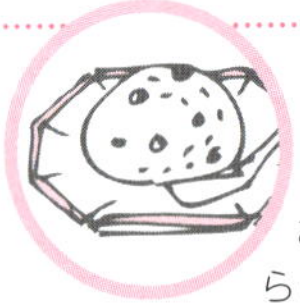

ピラフ、チャーハン、オムライス

お店で食べるこれらの炒めごはんには、たくさんのバターやオイルと塩が使われています。塩分とカロリーがオーバーです。

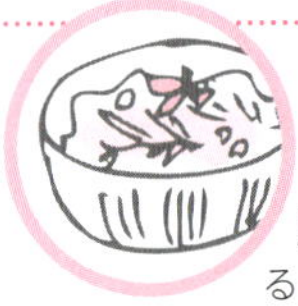

カツ丼、天丼

豚肉の脂身と揚げるための油と丼いっぱいのごはんを合計すると相当の高カロリーになります。しかも、丼物は塩分が多くなりがちだし、よくかまないで一気に食べてしまうこともあるので、ダイエットの大敵です。

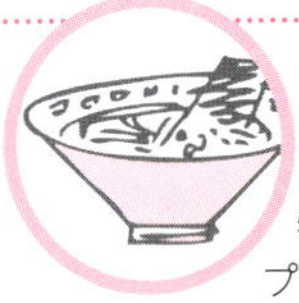

ラーメン

特に、白濁したスープのとんこつラーメンなどを食べれば、それまでの苦労が水の泡になることは必至です。

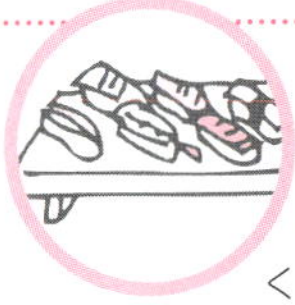

お寿司

にぎり寿司を８貫くらいなら大丈夫ですが、回転寿司屋さんで、どんどん食べれば、次の日、必ず太ります。とろやはまち、さばなどのお寿司は案外カロリーが高いし、しょうゆをつけて食べるので塩分もたくさんとることになります。塩分オーバーになれば、水太りの原因になって、少なくとも、その塩分が身体の外に出ていくまで、体重増になります。

どうしてもカツが食べたい時は、片面だけ衣をつける

カツ丼、天丼、ラーメン……と、書き出しているだけで、お腹がぐーぐー鳴ってきます。

いよいよこれら絢爛《けんらん》たる高カロリーメニューを、低カロリーでおいしいダイエット向きメニューにするための、家庭でできるアレンジの仕方を書きます。

カツ丼

肉は、ロースではなく、もも肉かヒレ肉を使い、分厚く切らないで、１人前の肉を真ん中から開くようにして、できるだけ薄く大きくし、叩《たた》いてさらに薄くのばす。

その理由→もも肉、ヒレ肉はカロリーが低い。肉を叩いて、できるだけ薄くすれば、火の通りがよくなるので揚げる時間が短くてすみ、油の吸収が少なくなる。

▶衣の量を少なくするために、肉全体に、薄く小麦粉をまぶしたら、片面にだけ、溶いた卵とパン粉をつける。

その理由→衣を肉全体にまぶすと油の吸収が多くなりカロリーが高くなる。先に、衣のついている方を揚げ、次に衣のない方を揚げる。盛りつける時には、もちろん衣のある方を上にする。片面だけの衣でも、充分カツのおいしさが味わえる。

▶油をたっぷり使って肉を揚げるのではなく、熱したフライパンに、サラダオイル小さじ１をひいて、肉を焼くような感じで火を通す。

その理由→カロリーがカットできる。

▶ごはんは、普通の茶碗軽く１杯くらいを、丼鉢にふんわり盛る。

その理由→ふんわり盛ってボリューム感を演出する。

天丼

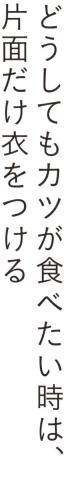

カツと同じように、海老や白身魚や野菜などの片面にだけ衣をつけ、少量の油で、焼くように調理すれば、カロリーの心配がない。

低カロリーカツの作り方その2、パン粉を炒めて材料にまぶす

とんカツ、海老フライ、かきフライなどが大好きな私は、ダイエット中もどうしてもこれらが頭から離れず、パン粉と小麦粉と卵を前にして、どうやったら、低カロリーでおいしいフライが食べられるか、長い間試行錯誤しました。

その結果、たどりついた方法が、前のページに書いたように、片面にだけ衣をつけてサラダオイルで焼く方法です。

そして、もう一つあります。こちらの方がもっと低カロリーで簡単。

例えば、とんカツなら、80グラムくらい（約１人前）のヒレ肉を叩いて薄くのばし、塩、こしょうしてほんの少々のオイルで両面焼きます。焼いている間に、別のフライパンを熱し、サラダオイル小さじ１を入れ熱します。

そのフライパンに、パン粉小さじ２を加え、炒めます。フライパンを動かしながら炒めていると、ある瞬間、パン粉がきつね色に変わります。その後、10秒くらいそのまま炒め続けると、さらにきつね色が濃くなって、香ばしい香りが漂ってきます。

そこで火を止めます。

焼き上がったヒレ肉をお皿にのせ、こんがり焼き上がったパン粉を肉の上に振りかける要領でまぶします。

こうやって、肉の上にパン粉を振りかけるだけで、パン粉はしっかりと肉にくっついてくれます。両方がアツアツだからだと思います。

ウスターソースかとんカツソースをその上にかけます。

香り高いとんカツの出来上がりです。

これを作ってみてつくづくわかったのですが、とんカツのおいしさ、というのは、油のおいしさだけではないのです。アツアツの肉のおいしさ、パン粉のカリッとした香ばしさ、ウスターソースのやや酸味ある香りと味、の三つが揃えば、たっぷりの油で揚げなくても、充分、とんカツの醍醐《だいご》味《み》は味わえるということなのです。

使っている油は、普通のとんカツの10分の１にも満たないくらい。

この方法を知ってから、私は、海老フライやとんカツ、かきフライをがまんしないで食べられるようになり、ずいぶん、ストレスが減りました。

ラーメンとわかめを一緒に食べると、体脂肪の心配が減る

カツの話が長くなりました。

高カロリーのレシピを低カロリーにアレンジする方法に戻ります。

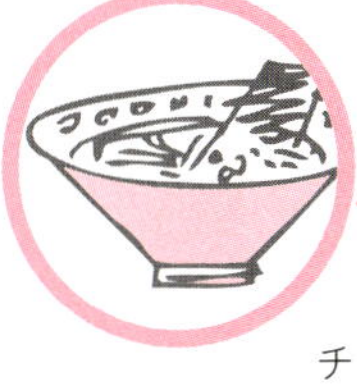

ラーメン

お店で食べる時は、昔ながらのしょうゆ味のもので、ごくシンプルなラーメンを注文し、スープとチャーシューの脂身は残す。

その理由→とんこつラーメンは動物性脂肪のかたまりのようなもの。とんこつのチャーシューメンを注文して全部食べると、1000キロカロリー以上になる。

どちらにしても、スープを全部飲まないこと。その理由は塩分過剰で水太りになるから。

家庭でラーメンを作る時には、添付のスープの素の脂の部分を取りのぞく。こってりさは物足りないかもしれないけれど、安心して食べられる。スープとチャーシューの脂身は、やはり残す。

また、家庭でラーメンを食べる場合には、わかめをたくさん入れるようにする。わかめに含まれる食物繊維が、余分な脂肪や麺の糖質を包み込んで体外に排泄する役目をしてくれる。

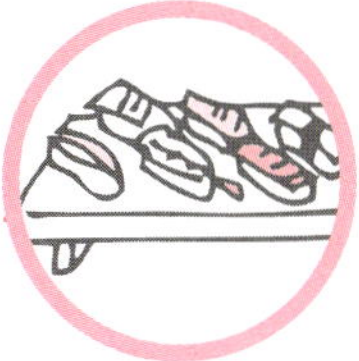

お寿司

お店で食べる場合は、なるべくちらし寿司を注文する。

その理由→全体でいえば、ちらし寿司の方がカロリーが多いが、つけるしょうゆの量が少なくてすむし、ごはんも残しやすい。

家庭で、ちらし寿司を作る時には、ごはんに豆腐を混ぜて量を増やし、カロリーを減らす。その作り方は、後述。

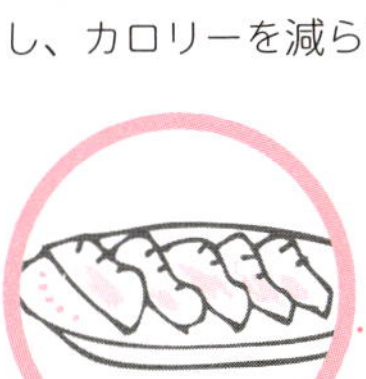

餃子

ダイエットしている間は、お店で餃子などの中華料理を食べるのは控えた方がよい。

どうしても食べたければ、家庭で手作りする。

その理由→お店の餃子は、動物性脂肪がたっぷり。

家庭で作る時は、赤身のひき肉を使い、半分はひき肉で、残りの半分は木綿豆腐をよく水切りして使う。これでカロリーが大幅にカットできる。

ハンバーグには、赤身のひき肉と木綿豆腐を半々に使う

ステーキ、焼肉

サーロイン、カルビ、ロースなど脂の多い部位の肉を避ける。

その理由→それらはもっとも体脂肪になりやすい動物性脂肪。どうしても食べたい時には、量を少なくするか、ヒレ肉、もも肉など、脂身の少ない赤身の肉を注文する。

また、焼肉のたれも意外にカロリーが高いので、ダイエット中は塩、しょうゆなどで食べるようにする。

焼肉屋さんで人気のタン塩も、一見カロリーが低そうに見えるけれど、脂身のついたもも肉とカロリーは変わらない。

家庭で作る場合は、仔牛《こうし》肉を使うと、カロリーが少なくてすむ。

ハンバーグ

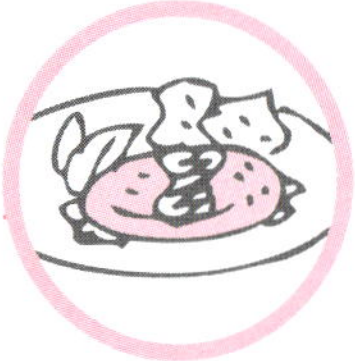

レストランで食べるハンバーグやファストフード店のハンバーガーは体脂肪になりやすいので、ミニサイズのものやヘルシー、ダイエット向きとなっているものを選ぶ。

その理由→店で使うひき肉は、特に「低カロリー」とか「ダイエット向き」「ヘルシー」と断っていない場合、ハンバーグの粘りやうまみを出すために、脂肪分の多いものを用いていることが多い。

家庭で作る時には、赤身のひき肉を分量の半分使い、残りの半分は、水切りした木綿豆腐を用いれば、カロリーが低く栄養バランスのよいダイエット向きのハンバーグができる。

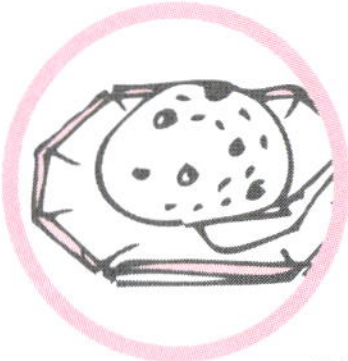

ピラフ、チャーハン、オムライス

炒めごはんをぱらっと仕上げるためには、ピラフ、オムライスの場合にはバター、チャーハンの場合には豚脂をたくさん使う必要がある。店で食べる場合、おいしければおいしいほど脂が多いはずなので、ダイエット中は半分残す。

家庭で作る場合は、サラダオイル、オリーブオイルを使えば、動物性脂肪を使うより体脂肪になりにくい。

午後、活発に動くつもりなら、昼食はたくさん食べてもＯＫ

高カロリーのレシピを低カロリーのダイエットレシピにアレンジする方法をいくつか書いてみましたが、いくら、アレンジしたといっても、もともと脂分の多いメニューですから、私は、昼食時にしか食べませんでした。

ダイエット中、カロリーの高い食べ物は、昼食時にしか食べない、という習慣をつけていただければ、ダイエットは半分成功したようなものです。

逆に言えば、少々カロリーの高いものでも、昼食時なら体脂肪になりにくいということなのです。その理由は、簡単です。

昼食で食べたものは、午後の活動の燃料として使われるので、身体の中で余って体脂肪になる危険が少ないからです。

もし、午後、活発に動く予定がなくて、家の中で静かにしているつもりだというなら、昼食時にあまり多くのカロリーをとるわけにはいきません。

自動車の例で説明したように、食べた量の方が、動いた量よりも多い場合、余った食べ物が体脂肪となって貯蓄されてしまうからです。

昼食をとる時に、一つだけ気をつけていただきたいことがあります。それは、

朝食から、いくらも時間がたっていないのに、昼食を食べてはいけない、

ということです。

つまり、空腹を感じる前に、次の食事をしたり間食をするのは、身体の中にまだ燃料があるのに、余分な燃料を補っていることになります。それは、

わざわざ体脂肪を作っているようなもの

です。

それにもう一つ、食事して満腹感を充分感じているのに、それを無視して、どんどん食べ続けることも大問題。

何度も説明していますように、身体の中で余った食べ物は、必ず、体脂肪として貯えられます。１ヶ月生活しても、まだお給料が余ると、貯金にまわすのと同じです。体脂肪を溜めないコツは、

空腹を感じてから食べること！

つまり、空腹なら、昼食時に少々重いものを食べても大丈夫、ということなのです。

ゆっくり食べれば、満腹感が早く来る

昼食の食べ方で、私が気をつけていることがあと二つあります。これは、昼食だけに限らず、どの食事をする時も同じですが、次の二つのことに気をつけた結果、間食への誘惑が少なくなりました。

1 とにかく、ゆっくり食べること!

午前中動いたり、仕事をしたりして、お昼時には、お腹がぺこぺこです。

外食の場合なら、店が混《こ》んでいるのでさっさと食べなくちゃ悪いわ、と思ってしまいます。

でも、できるだけゆっくり食べなくてはいけないのです。

特に、初めの一口、二口目は、あごが疲れるほどゆっくりかんで食べなくてはいけません。

その理由は簡単です。

ゆっくり食べれば、満腹中枢が早く刺激されて、食べすぎを防げるからです。その結果、体脂肪を作らなくてすむのです。

2 朝食から3時間以上過ぎてから食べること!

朝食から3時間過ぎてから、ほどよい量のお昼を食べてください。朝食で食べたものがすでに消費された後なので、昼食が身体の中で余ることがなく、結果、体脂肪となって体内に溜まりません。

もしも、朝食から昼食までの間に、どうしても口寂しくてたまらなくなったら、私は、黒糖のキャンディーを口に放り込みました。

なぜ、黒糖かというと、白砂糖と同じカロリーでも、白砂糖には糖分以外の栄養がありませんが、黒糖には、貧血や風邪を予防してくれるミネラルが含まれているからです。

甘いものが食べたくなったら、あまりがまんしないで、黒糖のキャンディーで空腹感を乗り越えるのも一つの方法です。

part 4

痩せる晩ごはんの強い味方がたんぱく質だ

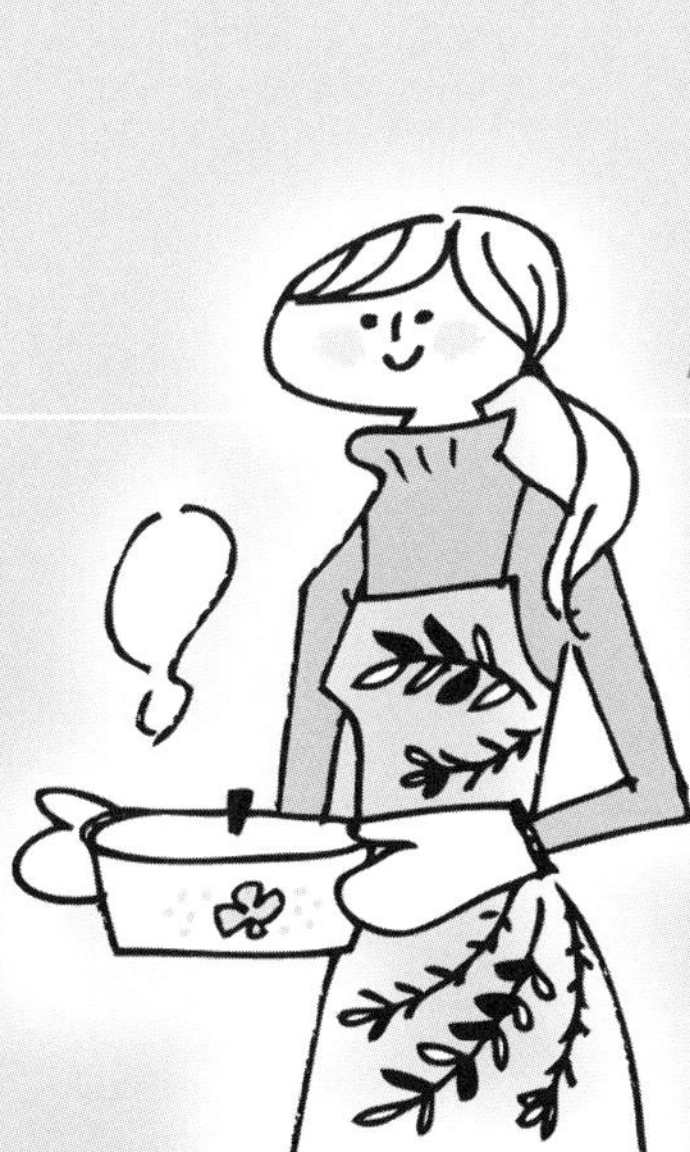

晩ごはんミステリーに挑む！

お腹いっぱい食べても
痩せる晩ごはんがある!?

豆腐と散歩で、簡単に1ヶ月3キロの体重減

「晩ごはんダイエット」を実行してから1週間で、体重が1キロ、体脂肪率が3パーセント減少したところまでお話ししました。

あの1週間の実験で、私が学んだことはたくさんありましたが、特に大事なことが、二つありました。

①晩ごはんで豆腐を食べれば体重が減る

②晩ごはんを食べたしばらく後に、30分散歩すれば、体脂肪が減る

ということです。

そこまでわかれば後は簡単です。

その後の3週間、この2点に気をつけながらダイエットを続けたところ、

1ヶ月で体重が3キロ、

体脂肪率が6パーセント減った

のです。

その3週間で、ダイエットに必要ないろいろなことがさらにわかりました。

それを、お話ししてみたいと思います。

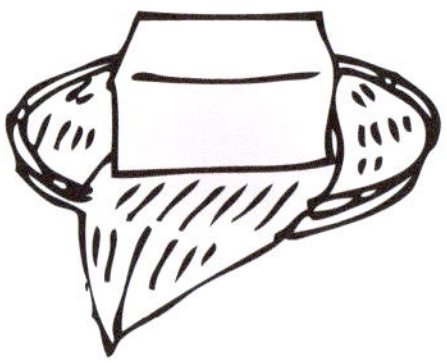

晩ごはんで、昆布、もずくを食べれば、一緒に食べた糖質が体外へ

人間の身体というのは、もともと、夜に食べたものを貯蓄しようとする働きがあります！

それは、自律神経に関係することです。

簡単に言うと、昼間は食べたものを使って、活発に動こうとする神経が働きますが、夜は、食べたものをなるべく身体の中に溜め込もうとする神経が働くのです。

だから、夜間には、体内に溜め込まれても太る心配のない食べ物を食べるようにしなければいけないのです。

私は、この理屈を忘れないようにして、晩ごはんを作りました。

体内に溜め込まれても太る心配のない食べ物……調べてみると、意外にたくさんありました。

その一つが、海藻類です。

わかめ、めかぶ、ひじき、昆布、のり、あおのり、てんぐさで作る寒天……。

海藻といえば、すぐに思い出すのが、食物繊維が豊富で、カロリーがゼロに近いこと。だから、晩ごはんに安心して食べられるのですが、その他にも、海藻類には素晴らしい栄養が含まれ、健康の役に立っているのです。

- **わかめ**……脂質異常症とガンを防ぐ。動脈硬化を予防する。
- **ひじき**……血糖値を下げ、糖尿病を予防する。便通をよくする。コレステロールや有害物質を体外に排出する。抗酸化作用で肌を守る。
- **昆布**……昆布のぬるぬるが、一緒に食べた余分な糖質や脂肪分を体外に排出してくれる。血圧を下げる。コレステロールや中性脂肪を減少させる。だから、私は、昆布でだしをとった後、捨てずに食べます。
- **のり**……糖尿病を予防。血圧を下げる。動脈硬化を防ぐ。
- **もずく**……一緒に食べた余分な糖質や脂肪分を体外に排出させる働きがある。

海藻類のぬめりが、腸の中を掃除してくれたり、余分な糖質や脂肪分を体外に追い出してくれる

ですから、海藻は、晩ごはんには最適の食材なのです。

人間の身体は、たんぱく質でできている

体内に溜め込まれても太る心配のない食べ物……調べてみると、たんぱく質をたくさん含んでいる食べ物もこれに当たることがわかりました。なぜなら、

たんぱく質というのは、いくら食べても太りにくい、という性質を持っているからです。

何故たんぱく質はたくさん食べても太る原因にならないのか。その理由は……。

話はちょっとそれますが、皆さんは、人間の爪が何でできているかご存じですか？

では、髪の毛は、何でできているかご存じですか？

筋肉は、何でできているかわかりますか？

皮膚は、どうでしょう？

最後にもう一つ、血液は何でできているかわかりますか？

ここまでしつこく質問すれば、どなたもピンとくると思うのですが、これら全部が、たんぱく質でできている、というのが正解です。

つまり、人間の身体というのは、ほとんどの部分がたんぱく質を原料としてできている、といってもいいくらいなのです。

爪、髪の毛、筋肉、皮膚、血液……よく考えてみると、これらのものは、日々、生まれ変わりを繰り返している部分です。

古くなった部分ははがれたり、抜けたり、なくなったりします。

そして、その代わりに、新しい部分が育って、成長を続けたり、健康状態を保ったりします。

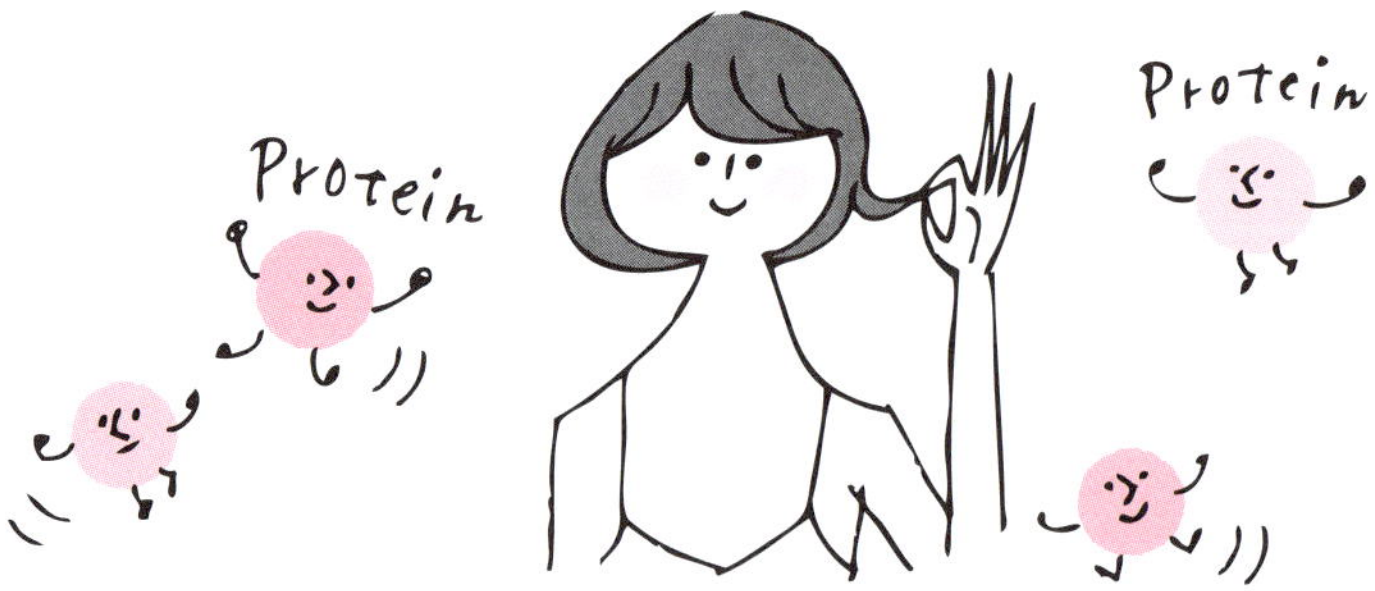

たんぱく質をたくさん食べることが、健康的ダイエットの近道

古くなって身体から離れていく部分がたんぱく質でできている、ということがわかりました。

当然、新しく生まれ変わる部分もまた、たんぱく質で作ることになります。

ということは、その材料になるたんぱく質をどんどん食べなければ、新しい部分を作ることができません。

つまり、新しい部分を作るためにも、たくさんのたんぱく質を食べなければいけないのです。

そこで、

たんぱく質はいくら食べても、古い部分の修繕に使われるので、体脂肪として貯蓄されるほど余らない、つまり、太りにくい、

ということになるわけです。

本来ならば、夕方から翌朝にかけては、食べたものを身体が体脂肪として貯蓄しようとする危険な時間です。

だから、晩ごはんはできるだけカロリーの少ないものにしなくてはいけません。

でも、たんぱく質を食べている限りは、そういうことをあまり気にする必要はありません。

身体の中の古くなった部分や、故障している部分を修繕することにほとんど使われるので、よほど大量に食べない限り、たんぱく質が余って体脂肪の材料になることはないのです。

しかも、そうした

身体の修繕が活発に行われるのは、夜中の12時〜午前２時の間。

その時間に備えて、修繕の材料であるたんぱく質をたくさん食べておけば、

ダイエットに効果的というだけでなく、修繕もうまくいって老化が防げます。

晩ごはんに、たんぱく質の多い料理を食べることが、健康的ダイエットの近道である、という理由はこれなのです。

たんぱく質を味方につければ、こわいものなし

たんぱく質がダイエットの強力な味方であるという根拠

は、まだ他にもあります。

身体に溜まった体脂肪を燃やすには、ある種のホルモンや酵素が必要です。

これらのホルモンや酵素が不足すると、どんなにカロリー制限したとしても、どんなに運動したとしても、体脂肪は減ってはくれません。

ところが、そのホルモンや酵素そのものも、実はたんぱく質でできているのです。そこで、たんぱく質をたくさん食べれば、ダイエットになくてはならない重要なホルモンなどが不足しないですみます。

その結果、体脂肪が燃え、ダイエットが効果的に進むというわけなのです。

たんぱく質をおいしく上手に食べることができれば、ダイエットの成功は夢ではなくなるのです。

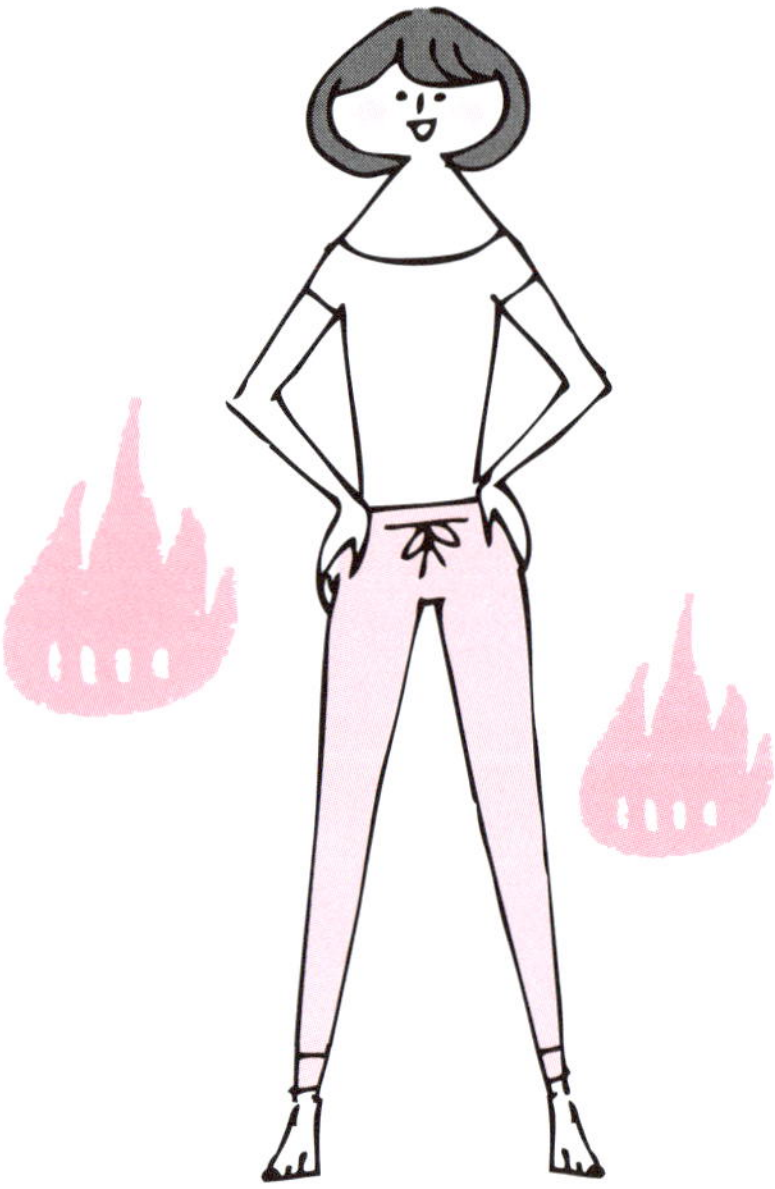

たんぱく質を食べているつもりが、実は……

たんぱく質中心のレシピなら、晩ごはんの時にお腹いっぱい食べてもちゃんと体重は減ってくれます。

ここで、一つだけ注意していただきたいことがあります。

それは、たんぱく質の食品を食べているつもりでも、実は、本人も気づかないうちに、一生懸命に脂肪を食べていた、ということです。

どういうことかと言いますと……。

例えば、皆さんは、「たんぱく質」と聞くと、どんな食品を思い浮かべますか？

肉、魚、卵、大豆などがたんぱく質を多く含む食品としてよく知られています。

肉には良質のたんぱく質が豊富だからと思い、豚肩ロース肉のしょうが焼きをおかずにしたとします。

肉の分量は100グラムだとします。

さて、この豚肉のしょうが焼き1人前の肉の中には、どのくらいのたんぱく質が含まれているでしょうか？

答えは、約17グラムです。

お肉が100グラムだとしても、たんぱく質の部分は、たった17グラムしかないのです。

ここで一つ、疑問が生じてきます。

たんぱく質をたくさん食べれば簡単にダイエットできる、というけれど、ダイエット中は、一体、1日にどのくらいのたんぱく質を食べればいいの？　という疑問が……。

その正解は……個人の体重によって違うのですが、

体重1キロにつき、1.14グラム以上が理想的

ということになっています。

体重60キロの人なら、68.4グラム。

体重55キロの人なら、62.7グラムです。


豚肩ロース肉を100グラム食べても、1日に必要なたんぱく質には遠く及びません。それに引き換え、豚肩ロース肉を100グラム食べると、脂肪がなんと約19グラムも身体の中に入ってしまうのです。

あなたが1日に必要なたんぱく質の量

　ダイエット中は特に大切なのがたんぱく質。

　がまんにがまんを重ねて、どんなにカロリーの低い食事をしようと、たんぱく質が不足しては、絶対にダイエットは成功しません。

　そればかりか、たんぱく質が不足すると、体調を崩し、大病を引き起こす危険も大いにあります。

　女性の皆さんが最低でも1日にどのくらいのたんぱく質をとれば、ダイエットに効果があるかをまとめてみました。

　ご自分の体重の欄をチェックしてください。

体重→1日に必要なたんぱく質の量

50キロ→57グラム	64キロ→73グラム	78キロ→89グラム
51キロ→58グラム	65キロ→74グラム	79キロ→90グラム
52キロ→59グラム	66キロ→75グラム	80キロ→91グラム
53キロ→60グラム	67キロ→76グラム	81キロ→92グラム
54キロ→62グラム	68キロ→78グラム	82キロ→93グラム
55キロ→63グラム	69キロ→79グラム	83キロ→95グラム
56キロ→64グラム	70キロ→80グラム	84キロ→96グラム
57キロ→65グラム	71キロ→81グラム	85キロ→97グラム
58キロ→66グラム	72キロ→82グラム	86キロ→98グラム
59キロ→67グラム	73キロ→83グラム	87キロ→99グラム
60キロ→68グラム	74キロ→84グラム	88キロ→100グラム
61キロ→70グラム	75キロ→86グラム	89キロ→101グラム
62キロ→71グラム	76キロ→87グラム	90キロ→103グラム
63キロ→72グラム	77キロ→88グラム	

（男性の場合は、これより多くとってください）

たんぱく質を多く含む食材

それでは一体、何を食べたら、たんぱく質がたくさんとれるの？という疑問についてですが……。

たんぱく質をたくさん含むおすすめの食材をまとめてみました。

これらの食材を上手に利用した食事は、より速く体脂肪を落としてくれます。

食品→100グラム中に含まれるたんぱく質の量（グラム）

かつお節	→	77.1	えんどう塩豆	→	23.3
干し湯葉	→	53.2	かます（焼き）	→	23.3
凍り豆腐	→	49.4	かじきまぐろ	→	23.1
焼きのり	→	41.4	豚もも肉（赤身）	→	22.1
なまり節	→	38.0	あおさ	→	22.1
きなこ	→	35.5	生湯葉	→	21.8
大豆（乾燥）	→	35.5	あじ	→	20.7
いわのり	→	34.8	牛もも肉（赤身）	→	20.7
小麦胚芽	→	32.0	あずき（乾燥）	→	20.3
車麩	→	30.2	いんげん豆（乾燥）	→	19.9
はまぐり佃煮	→	27.0	いわし	→	19.8
まぐろの赤身	→	26.4	干ししいたけ	→	19.3
そら豆（乾燥）	→	26.0	ボンレスハム	→	18.7
かつお	→	25.8	あゆ	→	18.3
あじの開き（焼き）	→	24.6	ほたて貝柱	→	17.9
鶏ささみ	→	24.6	納豆	→	16.5
鶏むね肉皮なし	→	24.4	卵	→	12.3
かれい（焼き）	→	23.4			

〈注〉これらのうちで、かつお節と卵にはコレステロールが多いので、
かつお節は、1食にひとつかみ、卵は1日に1個が適切だといわれています。

ダイエット中は、おすすめできないたんぱく質食材

たんぱく質がたくさん含まれている食材は、ダイエットの強い味方です。でも、前にも書いたように、たんぱく質の多い食品には脂肪もたくさん含まれていることが多いのです。ダイエット中は、

食品から、脂肪を多くとらないようにするのが、究極のコツ。

普段、気にしないで食べているものの中に、意外にたくさんの脂肪が隠れています。たんぱく質だけでなく脂肪も多い、というダイエットに不向きな食材は次のとおりです。

ダイエット開始から1ヶ月間、これらの食材はなるべく避けるか、食べても少量にしてください。

食品100グラム中に含まれるたんぱく質と脂肪の量

	たんぱく質	脂肪
くるみ	14.6グラム	68.8グラム
アーモンド	19.2グラム	53.6グラム
かぼちゃの種	26.5グラム	51.8グラム
牛ばら肉	11.0グラム	50.0グラム
ピーナッツ	26.5グラム	49.4グラム
鶏皮	9.5グラム	48.6グラム
カシューナッツ	19.8グラム	47.6グラム
牛サーロイン肉	11.7グラム	47.5グラム
牛リブロース肉	12.7グラム	44.0グラム
豚ばら肉(黒豚)	13.4グラム	40.1グラム
ベーコン	12.9グラム	39.1グラム
牛肩ロース肉	13.8グラム	37.4グラム
油揚げ	18.6グラム	33.1グラム
まぐろ(とろ)	20.1グラム	27.5グラム
豚ロース肉(黒豚)	18.3グラム	22.6グラム
鶏もも肉皮つき	17.3グラム	19.1グラム

最速で痩せるたんぱく質を探したら……

最速ダイエットのために、たんぱく質が強力な味方になってくれるということがよくわかりました。

しかも、脂肪分の少ないたんぱく質食材でなければダイエットの効果はあまり期待できない、ということもよくわかりました。

そこで、前に書いた一覧をもう一度見てみます。

たんぱく質がたくさん含まれている食材のベスト8は、

1位 かつお節

2位 干し湯葉

3位 凍り豆腐

4位 焼きのり

5位 なまり節

6位 きなこ

7位 大豆(乾燥)

8位 いわのり

の8品目です。

なんと、

ベスト8の中に、大豆と大豆の加工品（干し湯葉、凍り豆腐、きなこ、大豆）が四つも入っています。

ダイエット最強の食べ物を探したら、大豆にたどりついた

さて、おすすめできないたんぱく質食材の一覧を、もう一度見てみましょう。

おすすめできないたんぱく質食材とは、良質なたんぱく質ではあるけれど、脂肪分が多く含まれているので、ダイエット中はなるべく避けた方がよい、という食材です。

ダイエット中、おすすめできないたんぱく質食材のベスト８は、

1位 くるみ
2位 アーモンド
3位 かぼちゃの種
4位 牛ばら肉
5位 ピーナッツ
6位 鶏皮
7位 カシューナッツ
8位 牛サーロイン肉

の８品目です。

ということから、おすすめできないたんぱく質食材のベスト８の中に、大豆製品は入っていません。

そこで、良質のたんぱく質である上、含まれている脂肪分が少ない、という理由で、

いくら食べても太らないたんぱく質食材は、大豆と大豆の加工品である

ということがわかります。

大豆は、ダイエットの三冠王だ！

たっぷり食べても太らない、というだけではありません。

大豆や、その加工品である豆腐、納豆、湯葉、豆乳などには、私たち女性にとって、すごくありがたい、化粧品の値段にすれば何万円という価値のある成分がたっぷり含まれている、ということもつけ加えておきましょう。

しかも、皆さんが、ただ痩せるだけでなく、

- ダイエット期間が終わったら、
  またおいしいものをお腹いっぱい食べたい
- 肌を美しく保ちたい
- 便秘の悩みから解放されたい
- 血液をサラサラにしたい
- 記憶力をよくしたい
- コレステロール値を下げたい
- 老化をストップさせたい
- 骨がボロボロになるという骨粗しょう症になりたくない
- 一生、腰痛知らずで暮らしたい
- ガンになりたくない……

という、

よくばりな願いを持っているとしても、大豆ならそれをかなえてくれる可能性大！

なのです。

その根拠を簡単に説明しましょう。

大豆は、女性ホルモンの役目をしてくれます

女性が年齢を重ねて、40代、50代に入ると、だんだん女性ホルモンが少なくなります。女性ホルモンの不足は、骨からカルシウムが溶け出し、骨がもろくなってしまう原因となります。

この状態がひどくなり、ちょっと転んだだけでも、骨が折れてしまうような症状が、骨粗しょう症です。

骨粗しょう症を予防したいと思ったら、女性ホルモンを補うしかありませんが、都合のよいことに、大豆には、

女性ホルモンと同じような働きのイソフラボン、

という成分が含まれているのです。

また、近頃、物忘れがひどくなった、と落ち込んでいる人にも朗報です。

大豆の中のレシチン、という成分が、

脳の老化を防ぎ、記憶力を高めてくれます。

病気の中で、もっとも恐れられているもの、といえば、やはりガンだと思いますが、大豆は、ガン予防にも大きな力を発揮してくれます。

その理由は、

大豆に含まれるレクチン、という成分が、免疫力を高めて、ガン細胞の増殖を抑えてくれるからです。

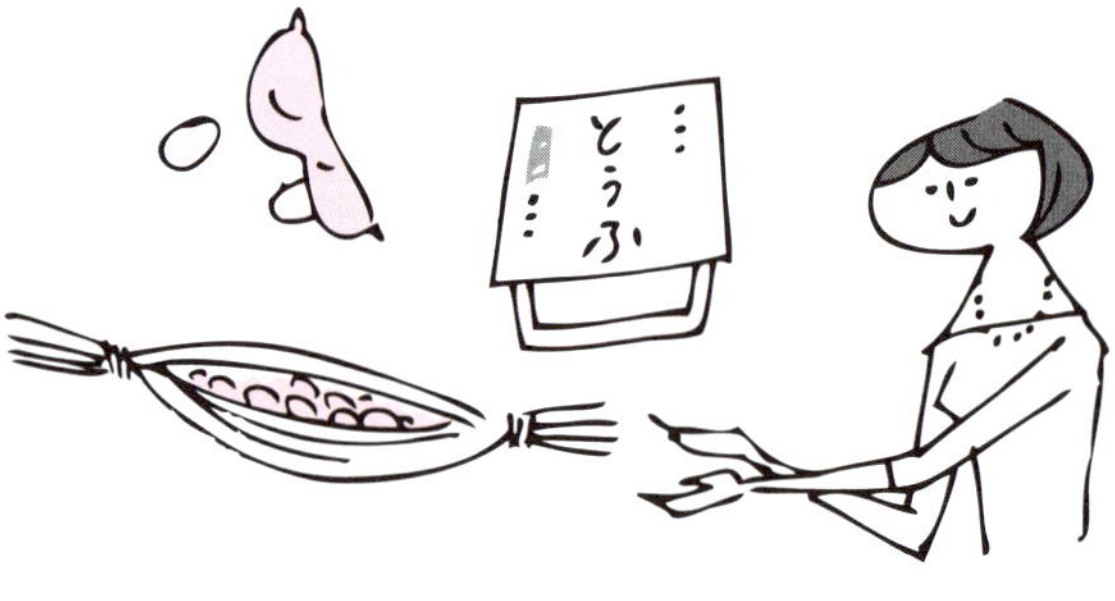

大豆は、生活習慣病予防にも強い力を発揮！

なんだか、肌や皮膚に張りがなくなった、くすんできた、と悲観している人にも朗報です。

大豆に含まれるサポニンが、体内の老化物質を身体の外に追い出して、肌年齢を若くしてくれます。

大豆サポニンの働きは他にもあります。
食べたものの脂肪分が、体内に吸収されるのを邪魔し、

肥満になりにくくしてくれます。

その他、大豆サポニンは、

血中の悪玉コレステロールを減らしてくれる

ので、その結果、

血液をサラサラにしてくれる

ほか、

肝機能の老化防止に役立ち、

さらに、脂肪肝や脂質異常症などの

生活習慣病を予防してくれる

のです。
また、大豆には、カルシウム、マグネシウム、ビタミンKなどが豊富なので、骨の強化に力を貸してくれ、

腰痛や関節の痛みを防いでくれる、

という役目もしてくれます。

納豆と、お腹の引かれ合う関係

大豆を原料に作られる納豆は、大豆以上のパワーを持っている、といえます。

例えば、ビタミンB_2。

ビタミンB_2は、皮膚や粘膜を守って疲労や老化を予防してくれる、という働きを持ちます。

そこで、腸に、このビタミンB_2が豊富にあると、腸粘膜が強くなり、整腸作用も活発になります。

つまり、

腸のトラブルを防げる、

というわけです。

このビタミンB_2は大豆にも多く含まれますが、納豆菌を加えてできた納豆は、なんとビタミンB_2が大豆の２倍に増えるのです。

これだけでも、納豆は、腸の強い味方！　と言えるのに、さらに納豆は、便秘解消に効果的な、

食物繊維が、さつまいもの３倍も含まれているのです。

お腹の調子がおかしいな、と思ったら、納豆を毎日食べる、という簡単な習慣でトラブル解消！

腸を元気にすることで便秘が解消し、その結果、老廃物がいち早く体外に追い出されて、美肌はもちろん、ダイエットに大きな効果をもたらしてくれるのです。

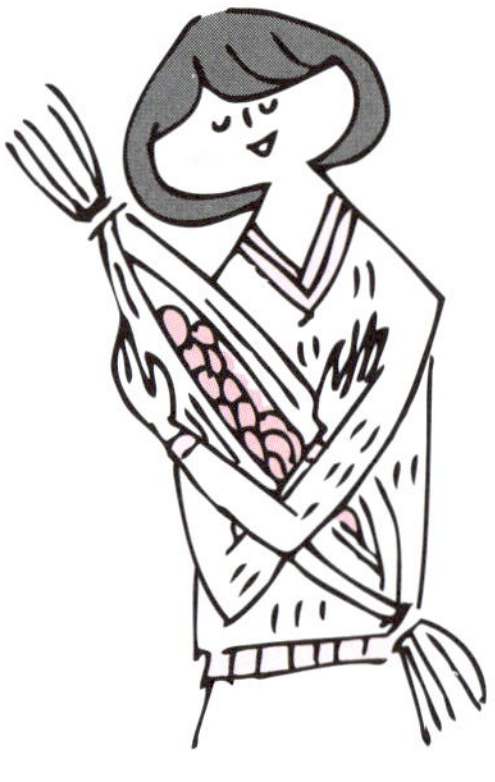

ダイエット最強の食材「たちつてと」

豆腐中心の晩ごはんを食べ続けた私は、最初の１ヶ月で３キロ体重が減り、体脂肪率は６パーセント少なくなりました。

その後も豆腐中心の晩ごはん、食後30分の散歩を続け（毎日、食後に散歩したわけではありません。時間のある時に、軽い気持ちで外に出て、歩くこともありました）、７ヶ月後には12キロの体重減、10パーセントの体脂肪率減が達成できたのです。

ある時、面白いことに気づきました。

私が、太らないごはんのメニューを作る時に、必ず「これだけは食べなきゃ」と思いながら揃えていた食材の頭文字が「たちつてと」になることです。

たは、
大豆製品の「た」です。

ちは、
チーズの「ち」です。

つは、
ツナの「つ」です。

ては、
てんぐさの「て」です。

とは、
鶏肉の「と」です。

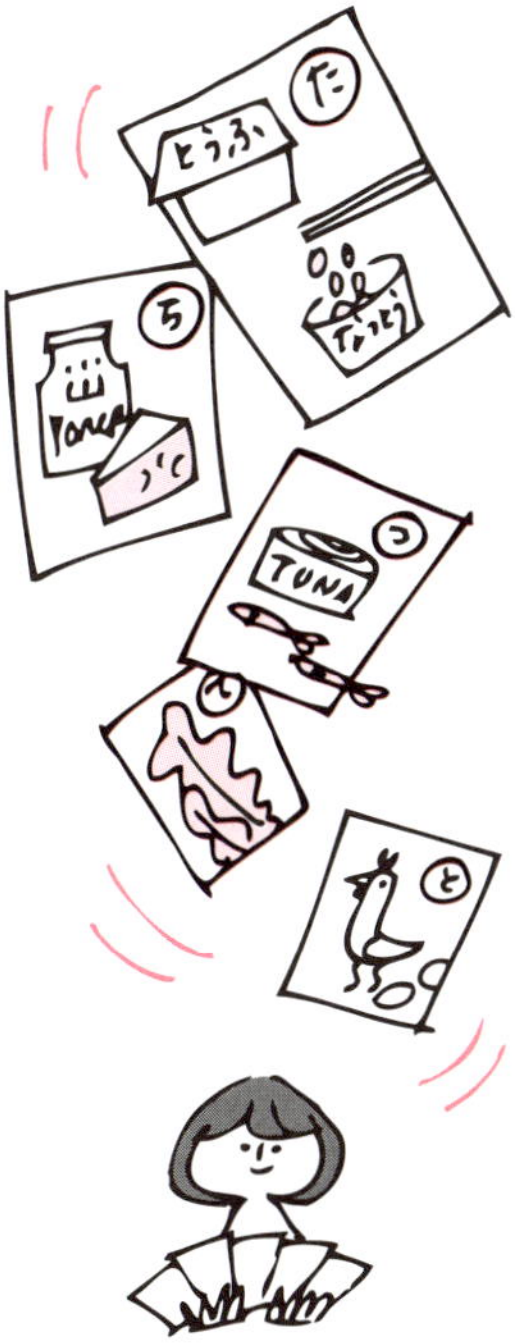

この５種類の食材を、量は少なくてもいいから、１日三食のどこかに取り入れると、食事全体の栄養のバランスがとれ、その結果、ダイエットが速く進みます。

キッチンで、「たちつてと」と口ずさみながら、その日のメニューを組み立てるのは、とても楽しく、次々にお料理のアイデアがわきました。

中高年に不足しがちなカルシウムは、乳製品で

「たちつてと」について、もう少し詳しく説明します。

た

大豆と大豆製品については、すでに説明したとおりです。

豆腐、納豆、煮豆、湯葉、豆乳、凍り豆腐、枝豆、おからなどがこの仲間です。

ち

チーズ、牛乳、ヨーグルト、スキムミルクなど乳製品の仲間です。

良質のたんぱく質、ビタミン、カルシウムなどがたっぷり含まれます。中高年者には特にカルシウムが必要です。乳製品に含まれるカルシウムは身体に吸収されやすいので、意識してとることが必要です。

つ

ツナはまぐろですが、それ以外にも

魚なら何でもいい

のです。中でも、背中の青光りする魚、あじ、いわし、さば、さんまなどには、

特にダイエット中の人や中高年に必要な、ＥＰＡ（エイコサペンタエン酸）やＤＨＡ（ドコサヘキサエン酸）

という成分が多く含まれています。

それらは、

血液をサラサラにして脳の老化を防いだり、血圧を下げたり、肥満のもとになる中性脂肪を減らす効果があります。

ダイエット中、動物性脂肪はできるだけ避けた方がいいのですが、魚の脂肪は例外です。毎日、少しずつでも積極的に食べてください。

ただし、食べすぎると体脂肪になります。

海藻類が不足すると、肥満しやすい体質になります

て

てんぐさ、と聞いてもピンとこない人も、てんぐさを加工した寒天なら「ああ、あんみつの寒天ね」とイメージがわくことでしょう。ところてんも、てんぐさが原料です。

昆布、わかめ、めかぶ、のり、ひじき、もずくなどもこの仲間です。私がダイエットするために好んで使ったのは、パック詰めのめかぶです。パックのふたさえはがせば、洗う手間も、カットする手間もいりませんから扱いが簡単。しかも、味つきのものが出回っているので便利なのです。

もしも、ひと手間かけてわかめを料理する余裕があるのなら、わかめの方が栄養的にはまさっています。

海藻類のぬるぬるした成分は、内臓の周りにべったりついた内臓脂肪を取り除いてくれます。

また、昆布に多く含まれるヨウ素は、疲労感を取りのぞいたり、肥満になりにくい体質を作る優れものです。

と

鶏肉、卵などです。

皮つきのもも肉やむね肉は脂肪分が多いので、皮と脂肪を除いて食べてください。

ひき肉も、案外、脂肪分が多いので避けた方がいいでしょう。

一番いいのは、ささみです。

たんぱく質には、肉や魚などの動物性のものと、豆類やいも類などの植物性のものがあります。

理想的には、ダイエット中でも、両方のたんぱく質を半々にとった方がいいようです。

でも、

ダイエット開始から1ヶ月間は、脂肪分の多い牛肉や豚肉はなるべく控え

（白い脂身を避けても、赤身の中にも脂肪分は結構多いのです）、

鶏肉のささみで動物性のたんぱく質をとる方が速く体重が落ちます。

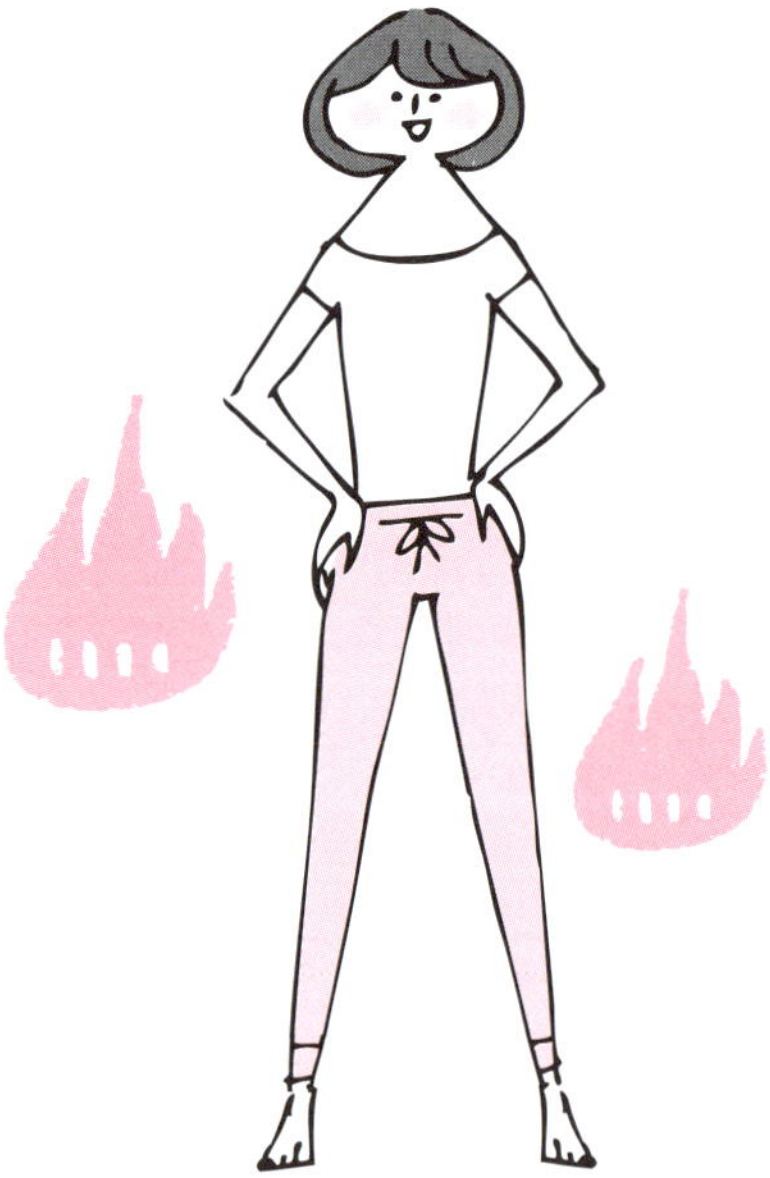

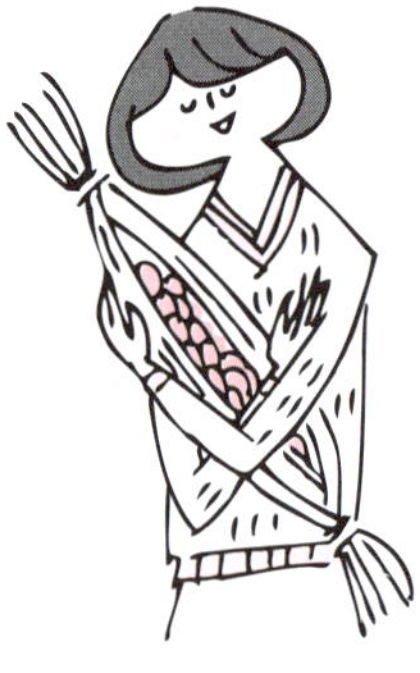

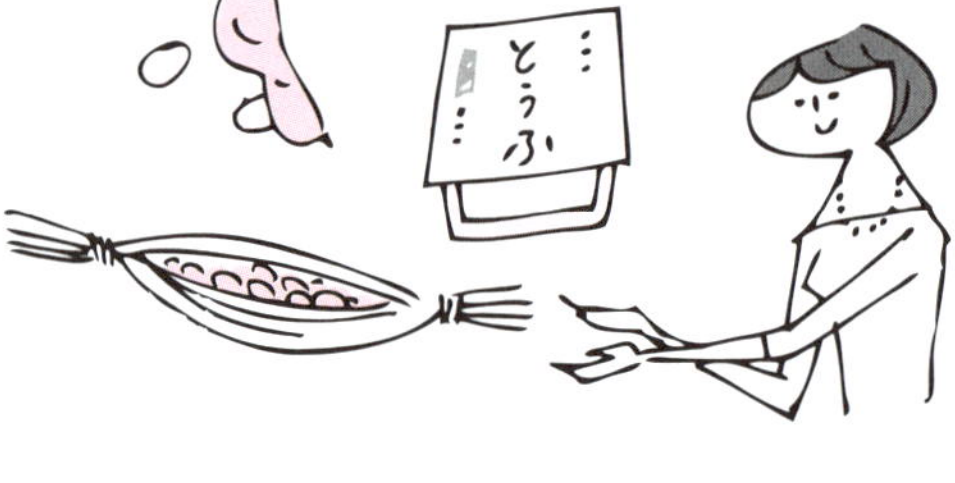
とうふ

part 5

ダイエット最強の友「豆腐」のレシピ集

豆腐ミステリーに挑む！

ダイエットにも美肌にも効く
最強の食材がある!?

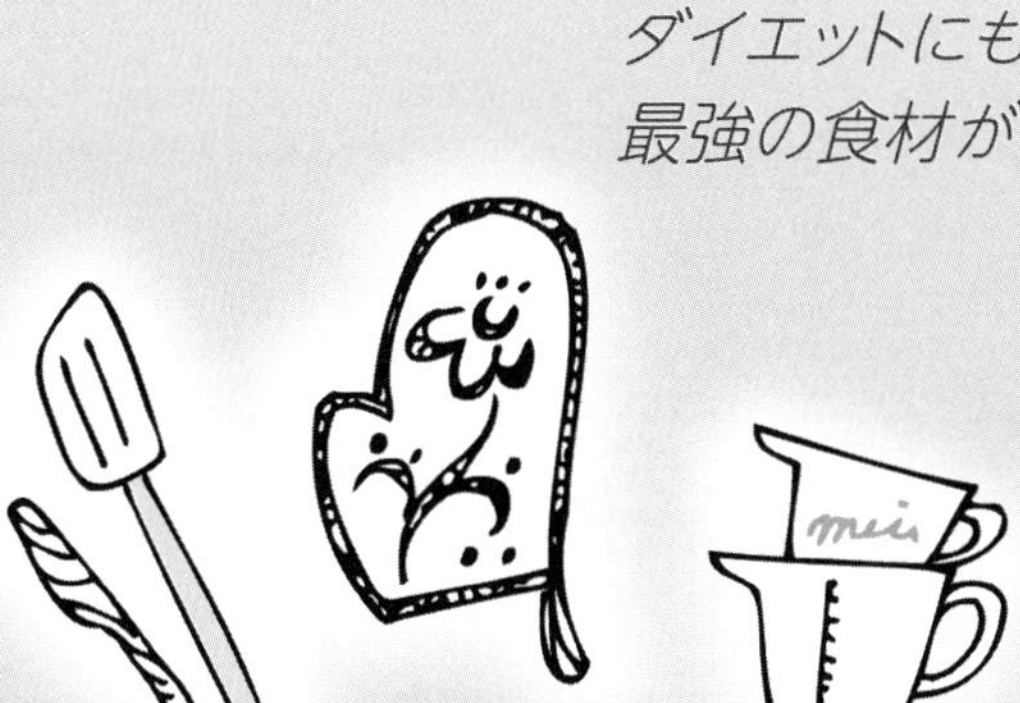

朝、昼、食べすぎた日にはこれ。ごはん代わりの豆腐料理

いけない、とわかっていても、朝ごはんと昼ごはんをつい食べすぎる、という日があります。

そんな日は、ついつい自分の弱さを責めて落ち込んだり、今日は晩ごはんを抜いて、カロリーオーバーを取り戻そう、などと考えてしまいがちです。でも、それはもっともいけないことです。

食事を抜けば、必ず次の食事でどか食いすることになるからです。

何度も言いましたが、どか食いは、お相撲さんのコースなのです。

そこで私は、朝ごはんと昼ごはんを食べすぎた日の晩ごはん用に、特別の豆腐レシピを考えました。

これは、ごはんの代わりに豆腐を使って作るレシピです。

例えば親子丼の場合、ごはんの代わりに、よく水切りし、熱々に温めた豆腐を丼に入れておき、いつもどおりに作った親子丼の具を上にのせます。

聞くと、エーッ気持ち悪い！　と思われるでしょう、きっと。

でも、だまされたと思って一度、作ってみてください。

不思議なことに、ちゃんと親子丼を食べているような味がします。

ごはんを豆腐に替えることで、大幅にカロリーカット。しかも、体脂肪の原因になる炭水化物なしに、上質のたんぱく質がとれるのですから、ダイエットにも、美肌のためにも最適です。

食べすぎた！　と思った日の晩には、

ぜひ「ごはん代わりの豆腐レシピ」を試してください。

私自身が何度も試したレシピをご紹介しようと思いますが、皆さんもいろいろ工夫して、もっとおいしく、もっと意外な「ごはん代わりの豆腐レシピ」を考案してみてください。

ダイエットが進むだけでなく、レシピを工夫する楽しみも増えると思います。

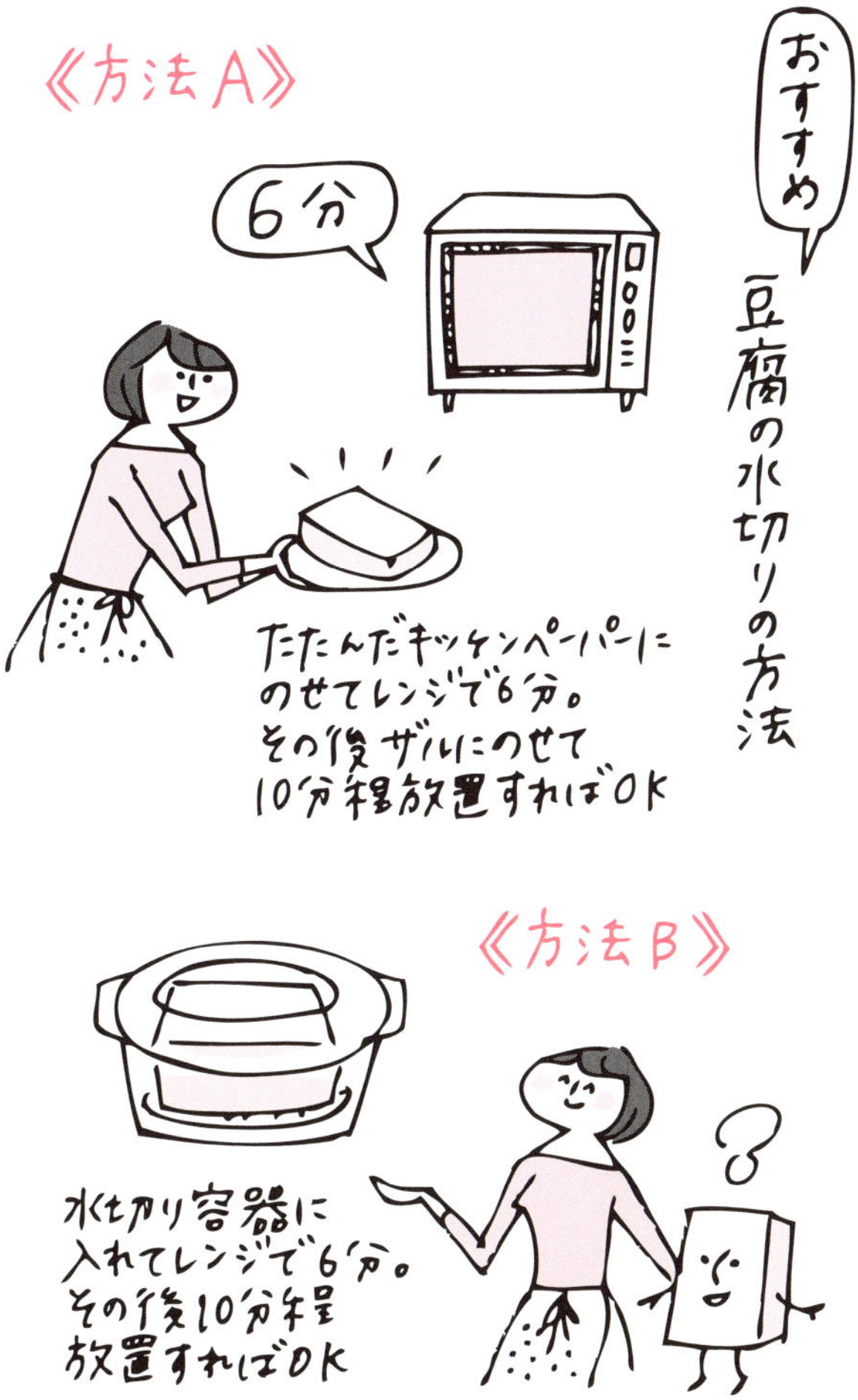
おすすめ
豆腐の水切りの方法
《方法A》
6分
たたんだキッチンペーパーにのせてレンジで6分。その後ザルにのせて10分程放置すればOK
《方法B》
水切り容器に入れてレンジで6分。その後10分程放置すればOK

ごはん代わりの豆腐レシピ

具だくさん親子丼

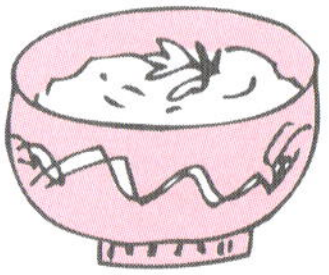

材料

木綿豆腐半丁、鶏ささみ1本、たまねぎ1/2個、えのきだけ、しめじ、しいたけなどのきのこ類適宜、卵1個、三つ葉、刻みのり各少々、かつおだしカップ1/2、みりん、酒、しょうゆ各適宜

① 電子レンジで豆腐を水切りし、軽くほぐしておく（水切りの方法は115ページ参照）。
② 小さめのフライパンにかつおだしとみりん、酒、しょうゆを入れ、スライスしたたまねぎを入れて、煮えたら一口大に切った鶏ささみときのこ類を加えてしばらく煮る。
③ 煮えたら、上に溶いた卵を流し入れ、ふたをして、10秒後に火を止める。
④ ①を丼に盛り、③を上にかけて、三つ葉、刻みのりをのせる。

卵丼

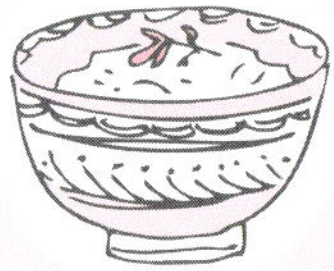

具だくさん親子丼の材料から、ささみときのこ類を外してください。作り方は同じです。

鍋物以外はすべて1人分。味、材料はお好みで調節してください

うなぎ丼

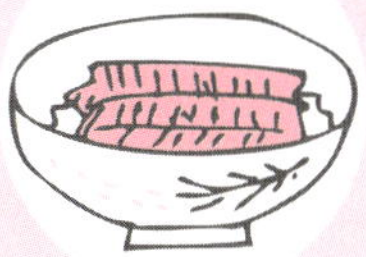

材料

木綿豆腐半丁、うなぎの蒲焼き半串、うなぎのたれ、粉山椒各適宜

① 豆腐は、親子丼と同じように電子レンジでよく水切りし、軽くほぐして丼に盛る。
② その上に温めたうなぎを置き、たれと粉山椒をかける。

うなぎ丼を、ごはんで食べたいと思うのはよくわかりますが、ダイエット中の１ヶ月間は豆腐で食べてください。意外に、違和感なくおいしく食べられます。

天津《てんしん》丼

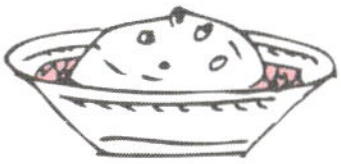

材料

木綿豆腐半丁、卵１個、ねぎ、竹の子の水煮、グリーンピース（缶詰）各少々、かに缶小 1/2 個（ツナ水煮缶でもよい）、ごま油小さじ１、酒、塩、こしょう、しょうゆ、サラダオイル、粉末のコンソメ、ケチャップ、片栗粉各少々

① 豆腐は電子レンジでよく水切りし、軽くほぐしておく。
② ねぎと竹の子を刻み、フライパンでサッと炒める。
③ ボールにかに缶と卵と②とグリーンピース、ごま油、酒、塩、こしょうを入れて軽く混ぜる。
④ よく熱したフライパンにサラダオイル少々をひいて、③を焼き、ふんわりしてきたら、ふたをして火を止める。
⑤ 小鍋にカップ1/2の水、粉末のコンソメ、ケチャップ、しょうゆを入れて沸騰させ、水で溶いた片栗粉を加えて、あんを作る。
⑥ 丼に①の豆腐を入れ、その上に④をのせ⑤のあんをかける。

チャーハン

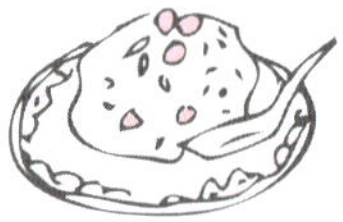

材料

木綿豆腐半丁、卵１個、焼き豚（ハムでもよい）１枚、ねぎ、グリーンピース（缶詰）各適宜、酒、鶏ガラスープの素、塩、こしょう、しょうゆ、ごま油、サラダオイル各少々

① 木綿豆腐は、電子レンジでよく水切りし、ほぐしておく。
② 熱したフライパンにサラダオイルをひき、刻んだ焼き豚とねぎ、グリーンピースをサッと炒め、皿に取り出しておく。
③ 同じフライパンに薄くサラダオイルをひき、溶いた卵をすばやく入れていり卵を作り、半熟になった頃、水切りした豆腐と、②を加えて、強火で炒めながら、酒、鶏ガラスープの素、塩、こしょうで味を調え、最後にしょうゆ、ごま油を鍋はだから回しかける。

一見、いり豆腐のようですが、食べてみると、パラパラした食感がチャーハンそのものでおいしい。紅しょうがを添えるとなおおいしいです。

海老ピラフ

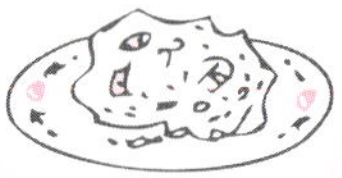

材料

木綿豆腐半丁、卵１個、むき海老５、６尾、たまねぎ 1/4 個、にんじん、ピーマンなどの野菜適宜、粉末のチキンコンソメ、塩、こしょう、サラダオイル各少々

① 木綿豆腐は、電子レンジでよく水切りし、ほぐしておく。
② 熱したフライパンに、サラダオイルをひき、背わたを取った海老とみじん切りにしたたまねぎ、その他のみじん切りにした野菜を入れて炒め、いったん、皿に取り出しておく。
③ 同じフライパンに薄くサラダオイルをひき、溶いた卵をすばやく入れていり卵を作り、半熟になった頃、水切りした豆腐と、②を入れて、炒めながら、粉末のチキンコンソメを入れ、味を見ながら塩、こしょうで調える。

かにピラフ

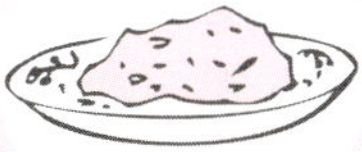

海老ピラフの材料のうち、むき海老をかに缶（あるいはかにのむき身）に替えるだけで、他の材料、作り方は、海老ピラフと同じです。

ドライカレー

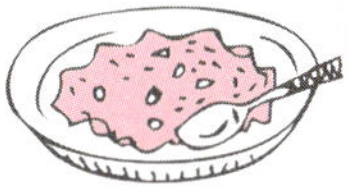

材料

木綿豆腐半丁、鶏ひき肉30グラム、たまねぎ1/4個、にんじん、ピーマンなどの野菜適宜、カレーパウダー〈顆粒〉（43ページ参照）、サラダオイル各少々

① 木綿豆腐は電子レンジでよく水切りし、パラパラにほぐしておく。
② 熱したフライパンにサラダオイルをひき、みじん切りにしたたまねぎ、にんじん、ピーマンなどを炒める。
③ そこに水切りした豆腐を入れて強火で一緒に炒め、鶏ひき肉も入れて全体に火が通ったら、最後にカレーパウダー〈顆粒〉を振り入れる。

オムライス

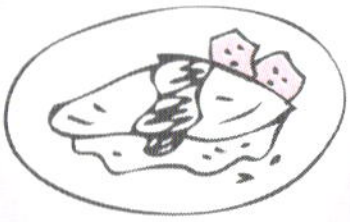

材料

木綿豆腐半丁、鶏ささみ１本、たまねぎ 1/4 個、にんじん、ピーマン各適宜、卵２個、牛乳小さじ１、ケチャップ大さじ１、粉末のチキンコンソメ、塩、こしょう、サラダオイル各少々

① 豆腐は、電子レンジでよく水切りし、パラパラにほぐしておく。
② 熱したフライパンに、サラダオイルをひき、みじん切りにしたたまねぎ、にんじん、ピーマンを入れて炒める。
③ そこに水切りした豆腐を入れて強火で一緒に炒め、小さく切った鶏ささみも入れて全体に火が通ったら、粉末のチキンコンソメを振り入れ、塩、こしょうを加えて、味を調える。
④ ケチャップを加えて、大きめの皿にこんもり盛っておく。
⑤ 溶いた卵に牛乳を加え、サラダオイルをひいてよく熱したフライパンでふっくら焼く。
⑥ ふんわり焼けた卵を、皿に盛ってある炒めた豆腐の上にのせる。
⑦ お好みで、卵の上にもケチャップをかける。

ピラフ、チャーハン、ドライカレー、オムライスなどを作る時に、どうしてもごはんを使いたいと思う時は、茶碗３分の１くらいのごはんを足してもかまいません。

お好み焼き

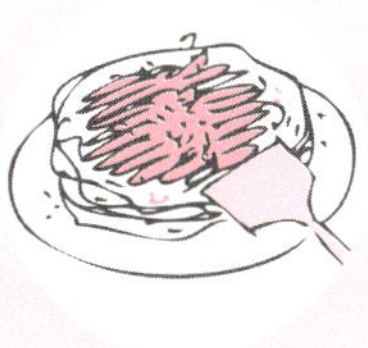

材料

絹ごし豆腐1/3丁、小麦粉カップ1/3、卵1個、すりおろした山いもカップ1、キャベツ大1～2枚、むき海老5、6尾（いか、たこでもお好みで）、塩、こしょう、サラダオイル各適宜、ケチャップ、とんカツソース、紅しょうが、あおのり各少々

① ボールに水切りしてほぐした絹ごし豆腐、小麦粉、すりおろした山いも、卵を入れ、よくかき混ぜる。
② ①に、千切りにしたキャベツと、背わたを取って、ぶつ切りにしたむき海老を加え、混ぜる。
③ フライパンを熱し、サラダオイルをひいて②を入れ、軽く塩、こしょうして中火で焼く。
④ 全体に火が通ったら裏返し、再び焼く。ふたをしたり、弱火にすると、豆腐の水が出ておいしくできない。
⑤ 両面が香ばしく焼けたら出来上がり。お好みでケチャップやとんカツソースを塗り、紅しょうが、あおのりを散らす。マヨネーズは、カロリーが高いので使わない。

豆腐入りのお好み焼きは、小麦粉だけで作るよりも、やわらかく風味があり、かえっておいしくできます。しかも低カロリー、高たんぱく質の理想的なレシピです。

具は、豚のばら肉やロースなど脂肪分の多い肉以外ならシーフード、牛、豚赤身肉、鶏ひき肉など何でもかまいません。具を各自お好みのものにすれば、家族みんなで食べられます。

まぐろ漬けちらし

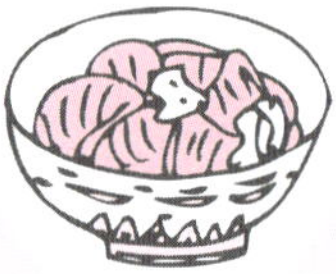

材料

絹ごし豆腐半丁、ごはん茶碗 1/3 (少しさましておく)、まぐろ赤身刺身用50グラム (5、6切れ)、大葉2枚、刻みのり適宜、寿司酢 (酢大さじ1、砂糖小さじ3、塩小さじ1)、酒、しょうゆ各大さじ1、甘酢しょうが、わさび各少々

① 料理を始める1時間ほど前に、まぐろを酒としょうゆを合わせた漬け汁に漬けておく。
② 豆腐は、電子レンジで充分に水切りし、ほぐしておく。
③ 豆腐が少しさめたら、ごはんと軽く混ぜ合わせ、寿司酢を混ぜ、さくっと絡めて、器に盛る。
④ その上に、刻みのりを全体に散らし、のりの上にまぐろを並べて、刻んだ大葉を添える。
⑤ 甘酢しょうが、わさびを添えて出来上がり。

海鮮ちらし

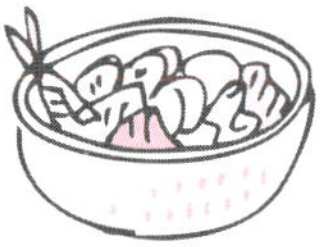

まぐろ漬けちらしと同じ作り方です。

刺身の盛り合わせを用意し、豆腐の上にのせればいろいろな味が楽しめます。

その他、穴子ちらし、生ものを使わずにしいたけやにんじんの煮たもの、錦糸卵などをのせた五目ちらしもできます。

ちらし寿司を豆腐で作るなんて、ちょっと抵抗があると思いますが、酢を豆腐にまぶすことで、ごはんのちらし寿司を食べているのとあまり変わらない味がします。

豆腐のちらしは低カロリー、高たんぱく質です。

お寿司が食べたくなったら、ぜひ、豆腐で試してください。

豆腐そうめん

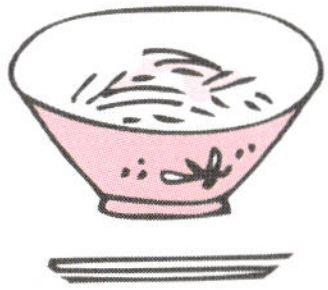

材料

紀文食品から発売されている『とうふそうめん風』を使う。ただし、夏季のみ。

水気を切り、添付のつゆをかけて食べる。

夏季商品として展開される食品なので季節限定だが、紀文食品から『とうふそうめん風』が出ていて、コンビニやスーパーで買える。低カロリーなのに主食並のボリューム感があるのでダイエットの強い味方になってくれます。めんつゆ味とごまだれ味、たまごそうめん味があったので、私は、飽きがきませんでした。

きのこ雑炊

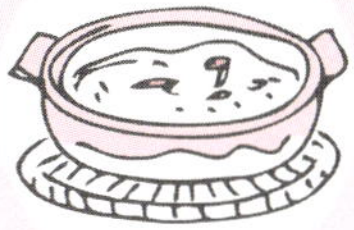

材料

絹ごし豆腐半丁、きのこ類（まいたけ、しめじ、しいたけ、えのきだけなどお好みで）適宜、卵１個、わかめ、ねぎ各少々、だし汁カップ１、酒、塩、しょうゆ各適宜

① だし汁を小鍋に入れて熱し、煮立ったところに、さいの目に切った豆腐を入れる。
② 豆腐が煮えかけた頃、食べやすく切ったきのこ類を入れ、全体に火が通ったら酒、塩、しょうゆを加えて味を調え、わかめを加える。
③ 最後に溶いた卵でとじ、刻んだねぎを散らす。

鶏雑炊

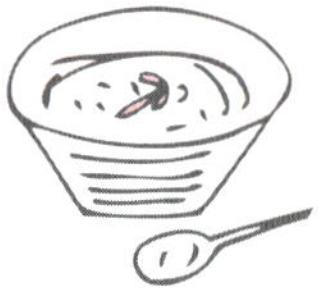

材料

絹ごし豆腐半丁、鶏ささみ１本、大根、にんじん、わかめ各少々、卵１個、三つ葉少々、だし汁カップ１、酒、塩、しょうゆ各適宜

① だし汁を小鍋に入れ、いちょう切りにした大根、にんじんを煮る。
② 大根、にんじんが煮えたら、さいの目に切った豆腐と一口大に切った鶏ささみも煮る。
③ 豆腐と鶏ささみが煮えて全体に火が通ったら、わかめを入れて、酒、塩、しょうゆで味を調える。
④ 最後に溶いた卵でとじ、三つ葉を散らす。

その他、雑炊のパターンとして、白身魚雑炊、とろろ昆布雑炊、シーフード雑炊、山菜雑炊などもできます。

雑炊にした場合、おつゆも飲むことになるので、味つけを薄く仕上げるように注意してください。

たらの豆乳鍋（２人分）

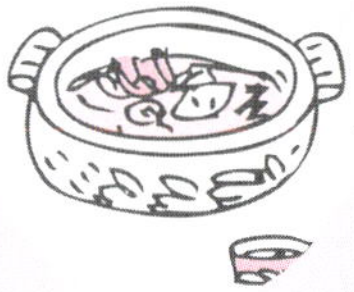

材料

絹ごし豆腐１丁、たら２切れ、しらたき１パック、豆乳カップ２、白菜、ねぎ、水菜、春菊、えのきだけなど野菜やきのこ類各適宜、だし昆布、ポン酢じょうゆなどお好みのたれ各適宜

① 土鍋などにカップ２の水とだし昆布を入れ、30分ほどしたら昆布を取り出す。
② その中に、白菜、ねぎなど火の通りにくい野菜、きのこ類から順に入れ、次にしらたき（熱湯に通してざく切りにしておいたもの）、たら、奴に切った豆腐を入れて加熱する。
③ 土鍋の中の材料が煮えたら、水菜、春菊など火の通りやすい野菜を入れ、豆乳を注いでひと煮立ちさせて、小鉢に取ってポン酢などお好みのたれをつけて食べる。

豚しゃぶ豆乳鍋（2人分）

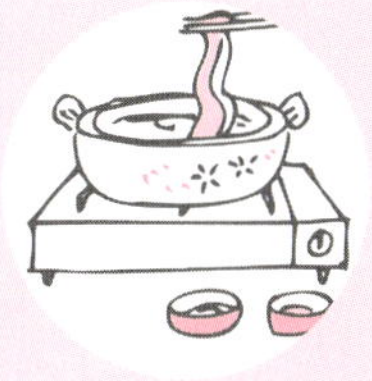

材料

絹ごし豆腐1丁、しゃぶしゃぶ用豚肉100～200グラム、しらたき1パック、豆乳カップ2、白菜、ねぎ、水菜、春菊、えのきだけなど野菜やきのこ類各適宜、だし昆布、ポン酢じょうゆ、ごまだれなどお好みのたれ各適宜

① 土鍋などにカップ2の水とだし昆布を入れ、30分ほどしたら昆布を取り出す。
② その中に、白菜、ねぎなど火の通りにくい野菜、きのこ類から順に入れ、次にしらたき（熱湯に通してざく切りにしておいたもの）、奴に切った豆腐を入れて加熱する。
③ 土鍋の中の材料が煮えたら、水菜、春菊など火の通りやすい野菜を入れ、豆乳を注いでひと煮立ちさせる。そこに、豚肉を加えて火が通ったら、小鉢に取ってポン酢じょうゆやごまだれなどで食べる。

キムチ鍋（2人分）

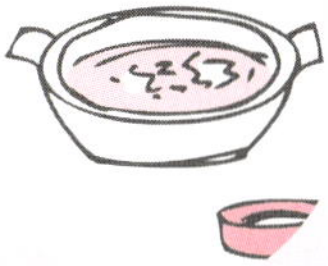

材料

木綿豆腐1丁、豚もも薄切り肉100グラム、キムチ50～100グラム、しらたき1パック、卵2個、ねぎ、にら、春菊、えのきだけなど野菜やきのこ類各適宜、だし昆布、酒、塩、鶏ガラスープの素各適宜

① 土鍋などにカップ3の水とだし昆布を入れ、30分ほどしたら昆布を取り出す。
② その中に、野菜類、きのこ類、しらたき（熱湯に通してざく切りにしておいたもの）、奴に切った豆腐、食べやすく切った豚肉を入れ加熱する。
③ アクを除きながら煮て、酒、塩、鶏ガラスープの素で味を調える。
④ キムチをのせ、火が通ったら最後に溶いた卵でとじる。

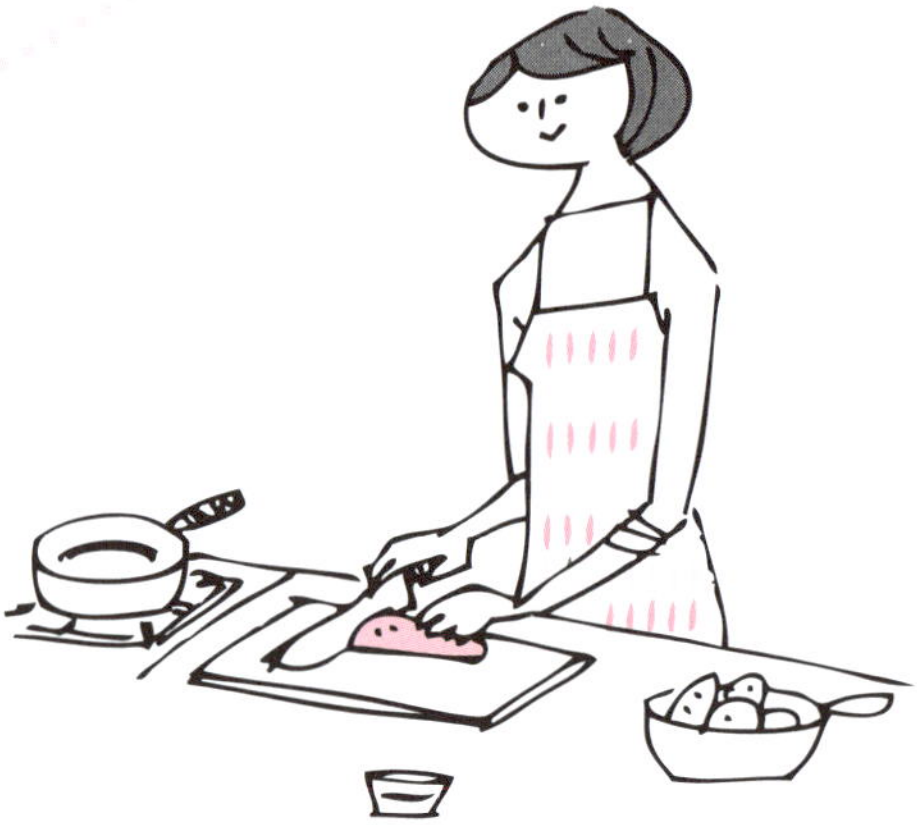

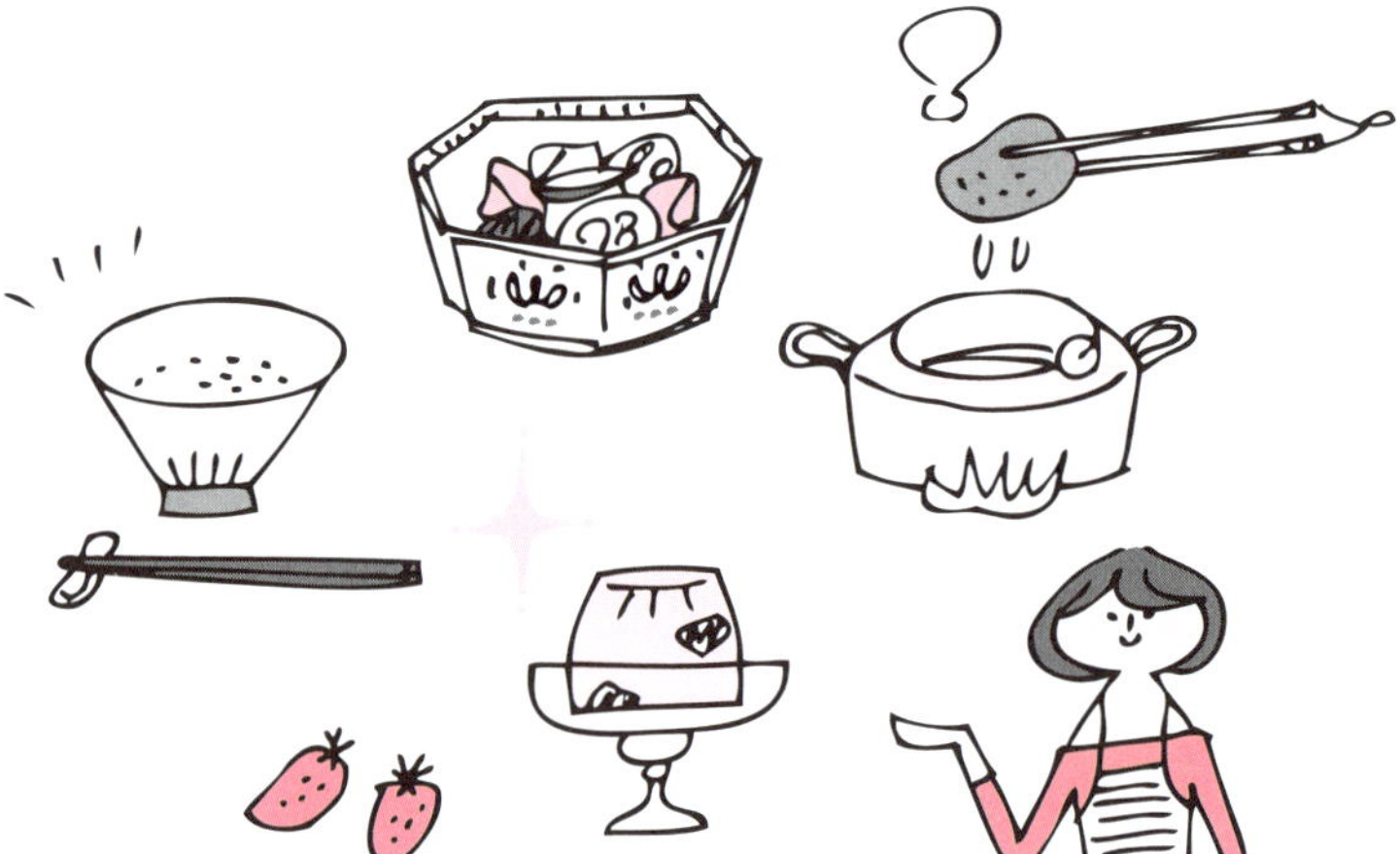

part 6

食事にちょこっとプラスαで確実に痩せる

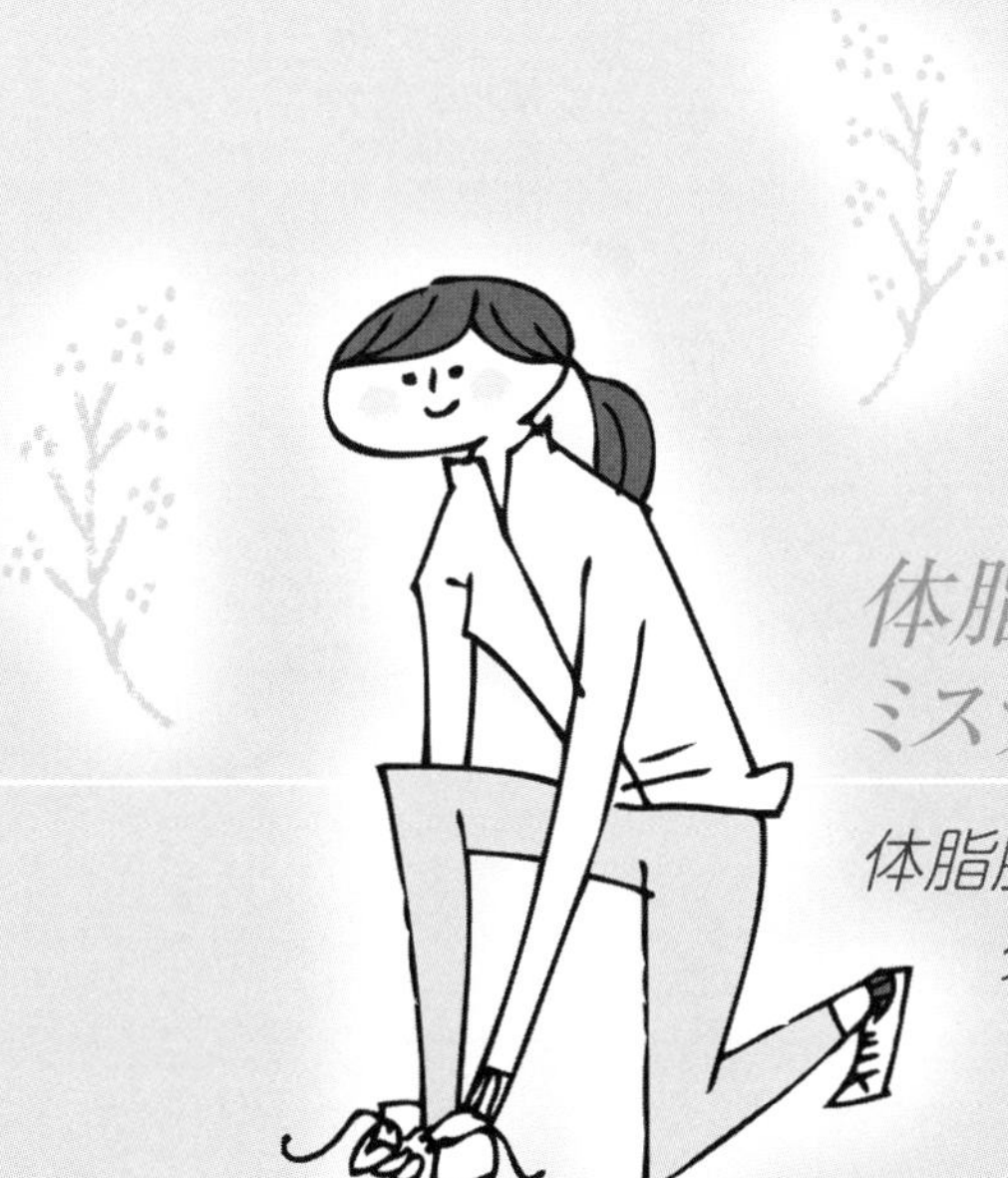

体脂肪燃焼ミステリーに挑む！

体脂肪をさらに速く燃やす
ダイエット。プチ極意
「さしすせそ」とは？

①「さしすせそ」の「さ」は、さっさと歩くこと

何年か前にダイエットに挑戦した時のことです。少しでも速く痩せたくて、毎日、朝と晩、腹筋運動を20回ずつやりましたが、結果的に体重が増えてしまいました。でも、ウエストは細くなっていました。

痩せたいのなら、もっと軽い運動でなくてはダメです。

ウッと息を止めないとできない運動はダイエット向きではありません。どんな運動がダイエットに向いているかと言うと、少し早足でスタスタ歩くことです。

② 激しい運動だけでは、体脂肪は減らない

体脂肪を燃やすために、もっとも大切なことが二つあります。

その1　どこでもいいから筋肉を動かすこと。

ただし、その時、激しく筋肉を動かす運動はダメです。しかも、20分以上の運動が必要です。

ゆっくりした軽い運動をすると、最初、筋肉や血液の中のぶどう糖が燃料として使われます。ぶどう糖を使い切ると、体脂肪が登場し、燃料を少しずつ補給してくれます。「燃料を補給する」＝「体脂肪が燃える」＝「体脂肪が減る」ということです。

③ 20分以上続けられる運動といえば、とりあえず「歩く」こと

軽い運動とは、人とおしゃべりしながら続けられる程度の運動のこと。あるいは、息の切れない運動のことです。

できれば毎日、20分以上歩くことが、体脂肪を燃やすもっとも簡単で確実な方法です。

正しい歩き方はこちら。

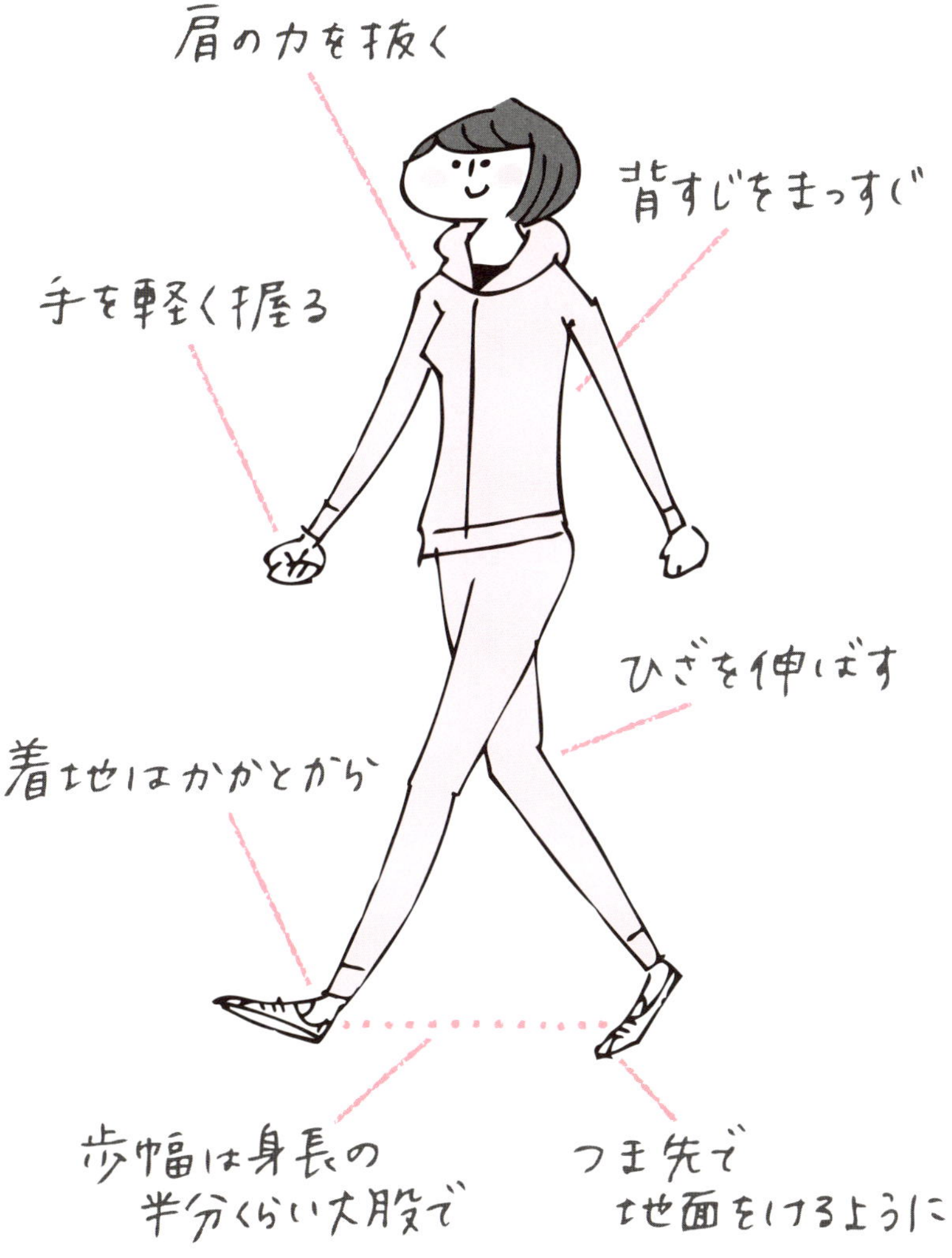
肩の力を抜く
背すじをまっすぐ
手を軽く握る
ひざを伸ばす
着地はかかとから
歩幅は身長の半分くらい大股で
つま先で地面をけるように

④鼻から2秒で吸って、口から4秒で吐くのが、最適のダイエット呼吸

体脂肪を燃やすために大切なことの二つ目です。

その2　酸素を身体に取り込むこと。

酸素を取り込みながら運動するのが「有酸素運動」です。

酸素が体脂肪のあるところまで届かない場合、体脂肪は燃えません。だから、運動をする場合も、息の切れない運動でなければいけないのです。

体脂肪を燃やすのに、もっとも有効な呼吸法が「鼻から2秒で吸って、口から4秒で吐く、腹式呼吸」です。この呼吸法は、痩せるためだけでなく、気分転換にも、美肌作りにも、不眠症の解消にも役立ちます。

⑤「さしすせそ」の「し」は刺激を求めること

人は、ハッと驚いたり、ドキドキしたり、人を好きになったりすると、アドレナリンというホルモンが分泌されます。そのアドレナリンが血管に入って、身体の中を巡っているうち、体脂肪を貯蓄してあるところまで届きます。すると、体脂肪は「何かあったのかな?」と思って、動き始めるらしいのです。

体脂肪を燃やそうと思ったら、恋をするのもいいし、ドキドキするのもいいし、驚くのでもいい。とにかく、何らかの刺激が必要なのです。

あまり刺激のない生活を続けていると、体脂肪は動いてくれません。

⑥裏ワザ！　散歩の前にコーヒーを飲むと、体脂肪が減る

コーヒーに含まれるカフェインは、アドレナリン

と同じような働きをしますので、コーヒーを飲むと、カフェインが血管を通って、体脂肪に働きかけます。
しかし、
コーヒーを飲んだ後に、筋肉を動かさなくてはなりません。
歩く、軽くジョギングする、自転車に乗るなど、全身の筋肉を使う運動ならなんでもOKです。
ただし、人と会話できるくらいの軽い運動であること。そして、
コーヒーにミルクや砂糖を入れないこと
が、大事です。
緑茶や紅茶にもカフェインが含まれているので、歩く前に飲めば同じ効果が得られます。

⑦ 唐辛子入りスープを飲んだ後に歩くのも、体脂肪を減らす早道

コーヒーのカフェインと同じ刺激的な役割をするのが、唐辛子のカプサイシンです。

カプサイシンを含む食品を食べれば、脳が、まるで恋をしている時と同じような反応を起こす、といわれています。

ところで、唐辛子をそのまま食べるわけにはいかないので、私は粉末の唐辛子を味噌汁やスープにふりかけて食べました。味がしまっておいしくなるだけでなく、胃の負担も軽くなります。

散歩の1時間前に唐辛子入りのスープを飲み、20〜30分歩きます。

その後、1時間ほど何も口にしなければ、皮下脂肪の減少に効果が出てきます。

運動後もカプサイシンの効力が続いて、どんどん体脂肪を燃やしてくれる
からです。

⑧ ツボを刺激して、あまーい誘惑から逃れる

ある部分を指で押さえるだけで、食欲から解放さ

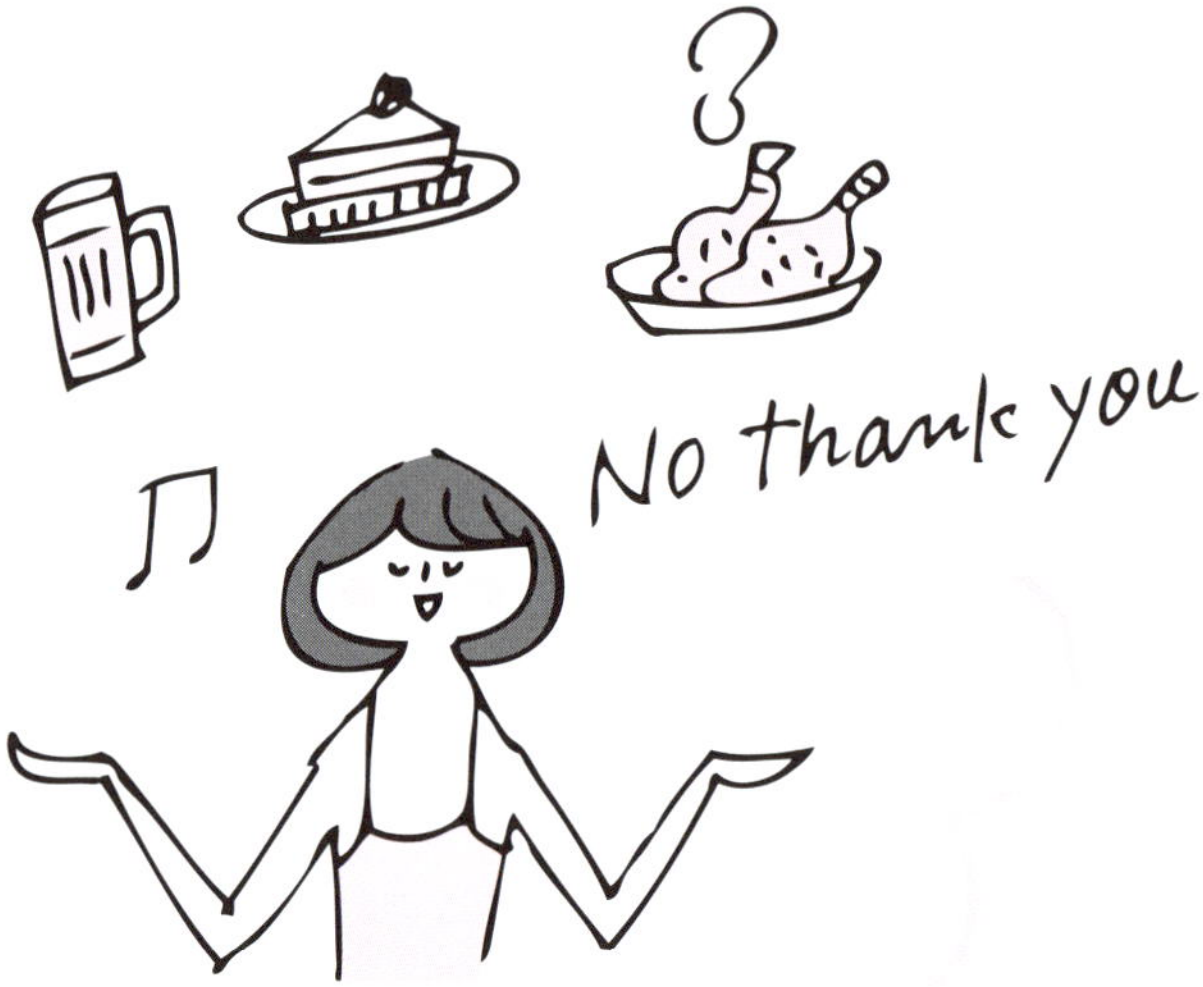
No thank you

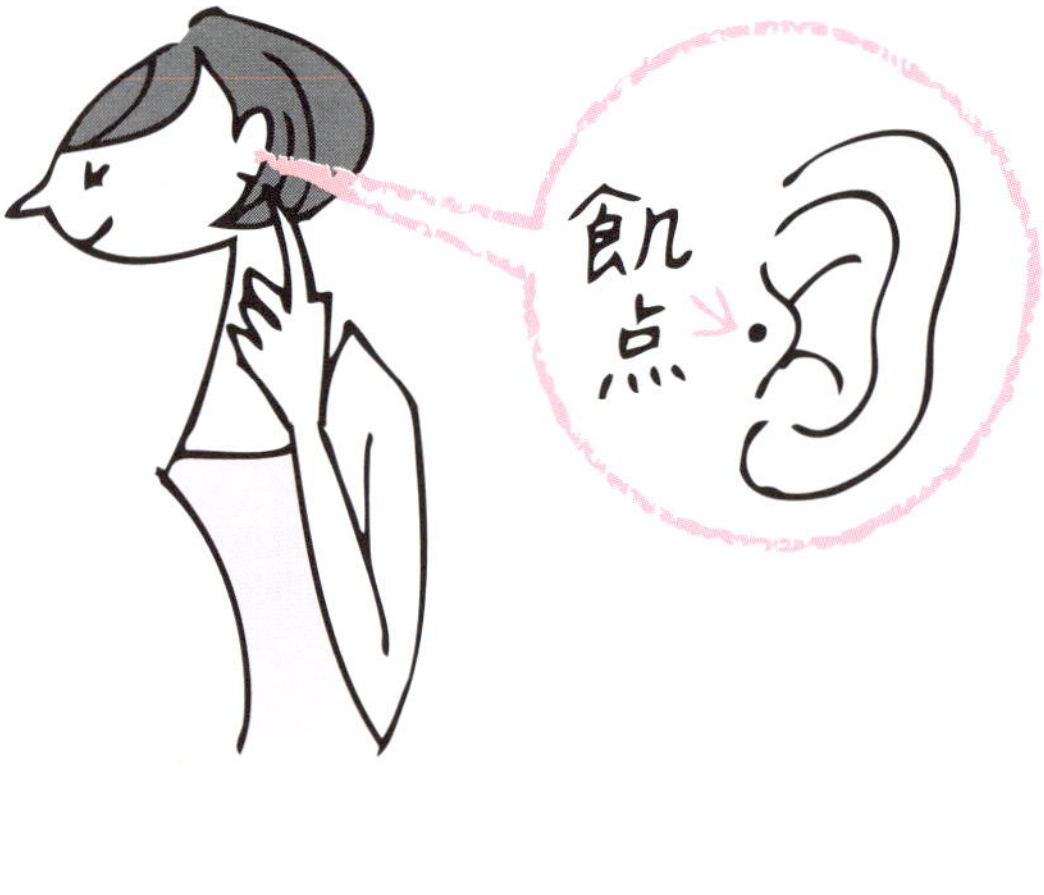
飢点

れる、夢のような方法があります。

耳の穴の前にあるちょっと突き出した部分。右と左、両方にあるこのダイエットのツボ（飢点《きてん》）に中指を置き、そっと10秒ほど力を加えます。これを3回続けて行います。

⑨刺激的食べ物の代表、カレーもダイエットの強い味方

ガルシニア、別名タマリンド。カレーに使われている香辛料の一つです。

ガルシニアの果実の皮に含まれる成分が、体脂肪をつきにくくしたり、すでに体内に溜まっている体脂肪をメラメラ燃やす役目をするといわれています。

何故カレーライスがカロリーの高い食べ物といわれるかというと、カレーのルーが動物性油脂をたくさん使って固めてあるからです。なので、カレーを作る時にルーを使わずにカレー粉を使えば、体脂肪を減少してくれるレシピが出来上がるのです！

⑩「笑い」という刺激もダイエットに効きます

糖尿病の患者さんたちに漫才を見せて笑わせる実験をしたところ、血糖値の改善に大きな効果があらわれたという新聞記事が出ていました（朝日新聞平成15年2月16日）。

糖尿病も肥満も、原因は似ています。糖尿病の人は血液中に糖が多く、肥満の人は脂肪が多いのです。肥満の人の血液の中には、多量の脂肪がとどまっています。脂肪は血管の壁にべっとり張りついて血管を狭くします。このことがいろんな病気を引き起こします。

糖尿病の血液のどろどろを「笑い」が改善してくれるなら、肥満の人の血液のどろどろも改善してくれるはずです。

⑪ あごを刺激するガムで、間食の誘惑を忘れる

ガムをかめば、間食をしたくなくなります。
理由が気になって、菓子メーカーのロッテに問い合わせたところ
「ガムをかむことによって、あごが動き、舌が動き、唾液が分泌されます。この三つの作用で脳の満腹中枢が刺激され、食欲が抑えられるのだと考えられます」
という答えをいただきました。

⑫ 「さしすせそ」の「す」は、ストレッチをいつもする

腕を伸ばしたり縮めたりするだけで、「恋」をするのと同じダイエット効果がある、
といったら驚かれますか？
実は、筋肉を動かすと、前出したアドレナリンというホルモンが分泌されるのです。軽い運動でも十分です。もっとも軽い運動がストレッチですから、お勧めしたいのです。

⑬ ながらストレッチには、一石二鳥の効果あり

まず足のストレッチ。椅子に座ってテレビを見ている時、つま先を床にくっつけてひざ下から足首にかけての筋肉をぎゅっと伸ばします。次にかかとを床につけ、足の指をぐっと上に向けて、さっきと反対のふくらはぎを伸ばします。それぞれ10秒ずつくらい、10回くらい繰り返すと、足のむくみが取れて下半身が軽くなります。

腕のストレッチの場合は、両手を軽く握り、腕を思い切り天井に向かって伸ばすだけ。次に、両腕をストンと下ろし、腕の力を抜いたままの姿勢で、頭をゆっくり、まず左、次は右へと倒して首から肩にかけての筋肉を伸ばしましょう。

ストレッチする時に大切なのは、「1、2、3」など、声を出すこと。これは呼吸を止めないことにつながります。もう一つは、必ず逆方向のストレッチもすることです。

⑭痩せたければ、ツッパリ人間になってください

「体の基礎代謝を上げれば、眠っている間にも痩せられる」というのを聞いたことがあるのでは？　しかし、基礎代謝量は、年齢と共に小さくなっていきます。年齢を重ねても、基礎代謝量を大きくする方法が、「筋肉をつけること」です。

ストレッチをすれば、筋肉の血行がよくなり、末端の血管まで血液が送られるので、そのためにたくさんの燃料が必要となります。食べたものが消費される量も多くなって早く痩せる、という計算です。

⑮「さしすせそ」の「せ」は、背中とお腹をくっつける

「お腹ポコン」に悩んでいたある時、プロのダンサーから、すごく簡単なことなのに、確実にお腹を引っ込める方法を教えてもらいました。鼻で大きく息を吸いながら、お腹を思い切りへこませるだけ。

自然に背筋が伸びて、お腹と背中がくっつくような感じがします。お腹をへこませたまま、吸った時の倍くらいの時間をかけて、ゆっくり息を口から吐き出します。その動作を10回繰り返すだけ。これは、腹筋運動をしているのと同じような効果があるのです。

⑯姿勢のよさは、ダイエットに通じる

あなたの周りにも、年を取ってもたたずまいの美しい人がいるでしょう。その人から学んでください。

正しい姿勢は、精神面もだらけさせないし、肉体的なシェイプアップにも役に立ちます。

⑰「さしすせそ」の「そ」、測定は決まった時間に

体重というのは、一日中、小刻みに変動していまず。

体重を量るのは、「朝、起きてすぐのお小水の後」が一番正確です。

夜寝る前の体重より、翌朝の体重の方が軽いのです。眠っている間も、脳や内臓や筋肉など、体の細胞は1秒も止まることなく動いているからです。すなわち、基礎代謝です。

基礎代謝量の大きい人は、夜眠っている間にたくさん燃料を使う人です。結果として、眠っている間に、体重の減りの大きい人、と言えるでしょう。

⑱お寿司を食べた翌朝、体重は増えているはず

お寿司を食べた翌朝、体重が増える原因は、ごはんのカロリーもさることながら、実はしょうゆの塩分です。塩分が普段より多く入ってくると、身体はその塩分を薄めようとして、いつもなら尿となって排泄される水分を体内にとどめます。いわゆる「むくみ」です。

正確な数字で言うと、

いつもより塩分を3グラム余計にとると、体重は1キロ増になるといわれています。

塩分をたくさんとってしまった時は、水のほかにコーヒーを飲むといいでしょう。強力な利尿効果で、体内の塩分を尿と共に身体の外に追い出してくれます。

⑲大切なのは、体重の減少よりも、体脂肪が減ること

極端な食事制限や、水分を控えると、体重は面白いように減りますが、非常に恐ろしい結果――リバウンドを引き起こします。

リバウンドを起こす人というのは、〝食事制限だけで痩せた人〟に限ります。

断食のようなことで体重を減らした場合、**減るのは筋肉だけで、体脂肪はしっかり残っているのです。**

ちょっと食べすぎたら、基礎代謝量が小さいものがだから、すぐに太ってしまうのです。

⑳体脂肪率の量り方

痩せようと思ったら、体重を量ることよりも、体脂肪率を量ることの方が大切です。体脂肪計で、量る癖をつけましょう。

もし**体脂肪率が30パーセント以上なら、あなたの身体は痩せにくい身体になっている、**と思ってください。

これであせって食事を抜いたりすると、体脂肪はますます増えてしまうことを、忘れないで!

中高年になると、筋肉はなかなか増えません。せっかくついている筋肉を減らさないよう、くれぐれも無理な食事制限はしないことです。

私もこのダイエットを始める前、体脂肪率は29パーセントでしたが、「晩ごはんダイエット」を続けるうちに、いつのまにか20パーセントを切りました。毎日18から19パーセントを行ったり来たりです。

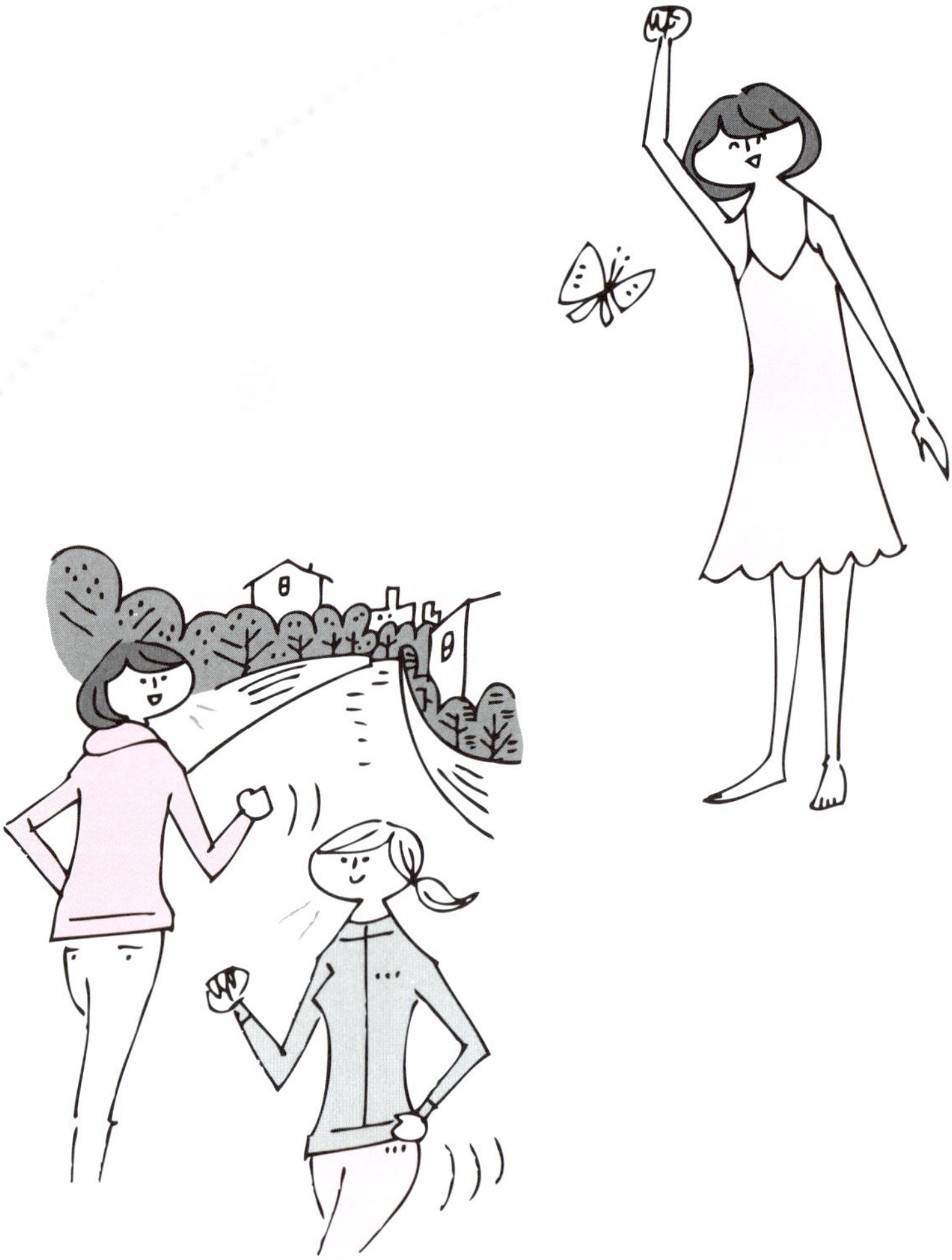

part 7

こうして、私は
5年間リバウンド知らず!

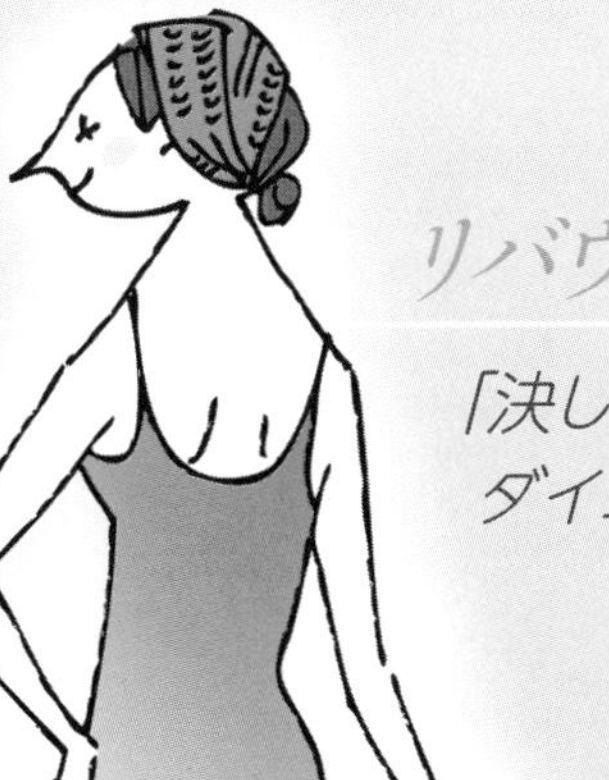

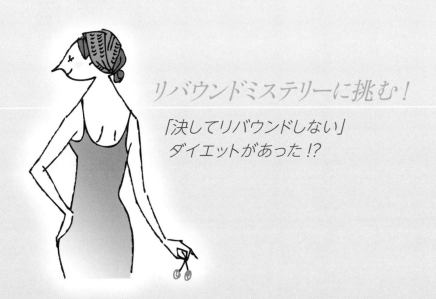

リバウンドミステリーに挑む!

「決してリバウンドしない」

ダイエットがあった!?

一度痩せることを覚えた身体は痩せる方へとリバウンドする!?

12キロ減のダイエットから約5年がたちました。

現在の私の体重、体脂肪がどうなっているかを、読者の皆様にお知らせしなければなりませんね。

果たして、50代の晩ごはんダイエッターにリバウンドは来たのか？　来なかったのか？

結論から言いますと、リバウンドはまったく来ませんでした。

……と言うと、ウソになってしまうかもしれません。というのも、実は、この何年かの間に、確かにリバウンドは来たのです。

ただし、

太る方へのリバウンドではなく、
痩せる方へのリバウンドが……！

人間というのは、太っている期間が長いと太っている方向にリバウンドし、痩せている期間が長いと痩せている方向にリバウンドするものらしいのです。これ、まぎれもない私自身が経験した事実です！

この5年間、私の体重の平均は、朝起きたばかりの時に量って42キロ台。体脂肪率は18パーセント台でした。

それでも、前夜食べすぎて、お腹いっぱいの状態で眠りについた翌朝など、体重計に乗ってみると、いきなり44キロくらいになっていたこともしょっちゅうありました。

例えば、レストランでステーキのコースをごちそうになった場合。前菜から始まって、スープやらパンやらメインのステーキ、デザート、コーヒー、それにビールやワインを一とおりいただいたとすると、カロリーも軽く2000キロカロリーを超え、食事の重量も2キロ以上になります。

この2キロを体内に抱え込んだまま、コテンと横になって眠りについてしまったら翌朝の体重はどうなるでしょう?

私の経験から言いますと、

中高年以上の女性の場合、夜分、眠っている間に体重が約500グラム減ります。

睡眠中、内臓を働かせたり血流のためのエネルギーとして消費されるからです。

これが、

若い女性や男性の場合なら

700グラムから1キロ以上は減ります。

というわけで、単純計算すると、摂取した2キロから、夜消費される500グラムを引いて1・5キロ。乱暴な計算ではありますが、ステーキを食べた翌朝は体重が1・5キロ増えている、ということになります。

もちろんこういうのは、単に前の晩食べたものが身体の中に残っているだけのことです。これは、「リバウンド」とは言いませんが、リバウンドの始まりにはなります。

たまたまの食べすぎによって、次の朝、大幅に体重が増えると、ガックリ来てダイエットを続ける気力をなくしたり、逆に、極端な断食に走って、増えた分を一気に減らそうとしたりする人は多いはずです。自己流の断食の後に待っているのは〝どか食い〟と決まっていますから、どちらにしても、そのままいけば、本格的なリバウンドの道まっしぐらです。以前の私もそうでしたから、この辺の、挫折に至る心理状態がとてもよくわかるのです。

ところが、

「晩ごはんダイエット」で体重を減らした今の私の場合、食べすぎが続いて体重が増えたとしても、いつのまにか体重は減ってちゃんと元に戻っているのです！

本当なのです。

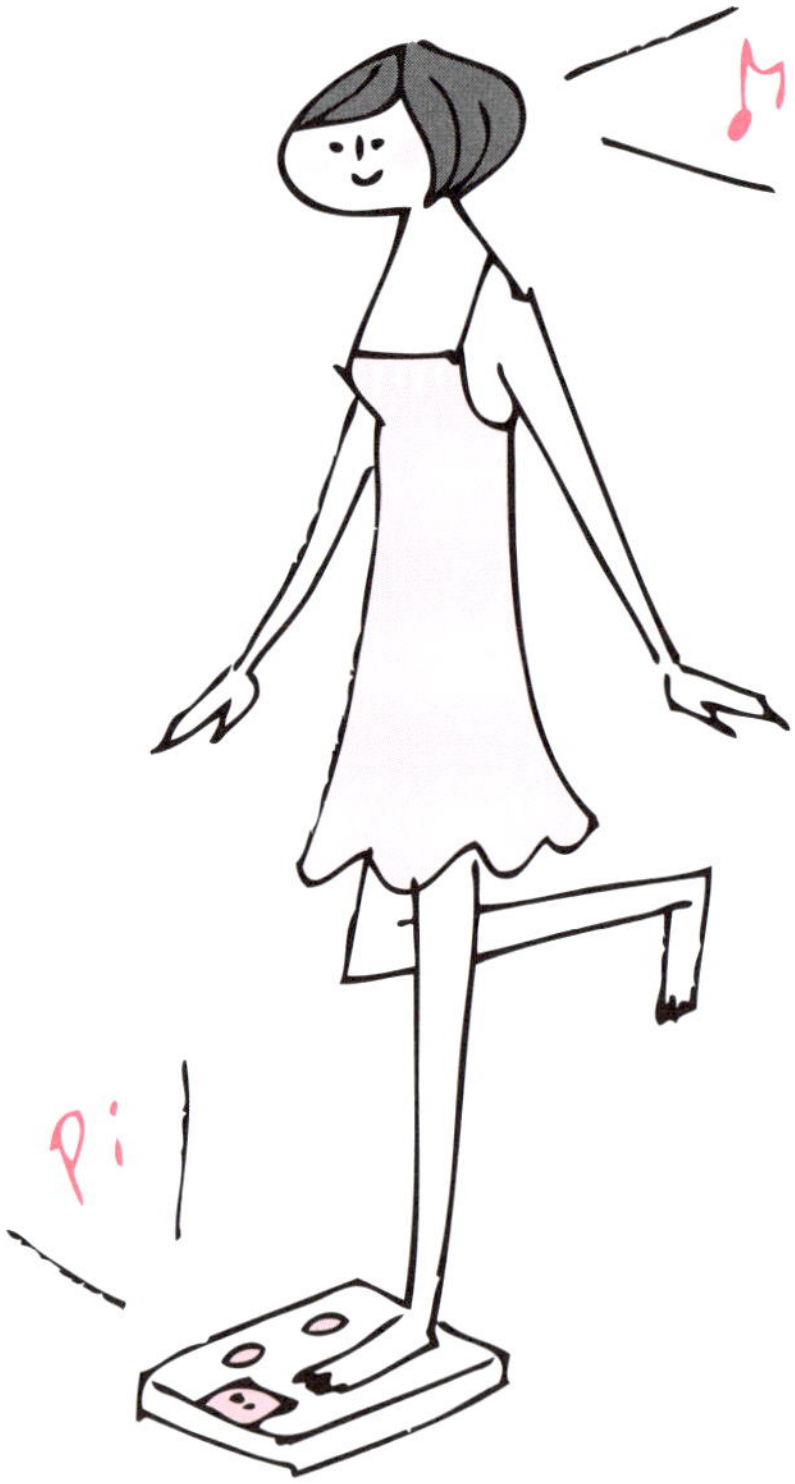

痩せる方向にリバウンドする理由(1)――筋肉

そのワケが知りたくていろいろ調べたところ、わかりました。太る方向にではなくて、痩せる方向にリバウンドする二つの理由が。

一つ目の理由は、

「基礎代謝」に関係があります。

24時間何もしないで、ただ横になっているだけでも、私たちはエネルギーを消費しています。心臓が動いたり、呼吸したり、脳が考え事をしたりするのにも、いちいちエネルギーが必要だからです。これが「基礎代謝」で、言い換えれば、身体が勝手にエネルギーを使ってくれること、ということになります。

わざわざ運動しなくても勝手にエネルギーを消費してくれるのですから、ダイエット中の人にはとてもありがたいことです。どんどん消費してほしいと思いますが、これには条件があって、

エネルギーの消費は、筋肉の量が多くて丈夫でないとうまくいかない

のです。基礎代謝で使われるエネルギーのほとんどは、筋肉で使われるからです。

筋肉はたんぱく質でできていますが、

豆腐という良質のたんぱく質を食べ続けている私は、知らないうちに基礎代謝を高めてくれる筋肉を、日々作り続けていた

らしいのです。

おまけに、ヒマがあればウォーキングをしていますので、筋肉は丈夫でしなやか。

結局、私の場合、

基礎代謝の量が大きいことが体重減に役立ち、太る方向へのリバウンドを防止していた

というわけなのです。

ついでに言いますと、運動をしないで、極端な食事制限だけでダイエットした人の筋肉の量は減っています。そういう人が食べすぎた場合、少ない筋肉では、多くのエネルギーを消費できないので、摂取カロリーが余ります。その余ったエネルギーが体脂肪となって蓄積され、前よりさらに太ってしまいます。こうしてリバウンドが起きるわけです。

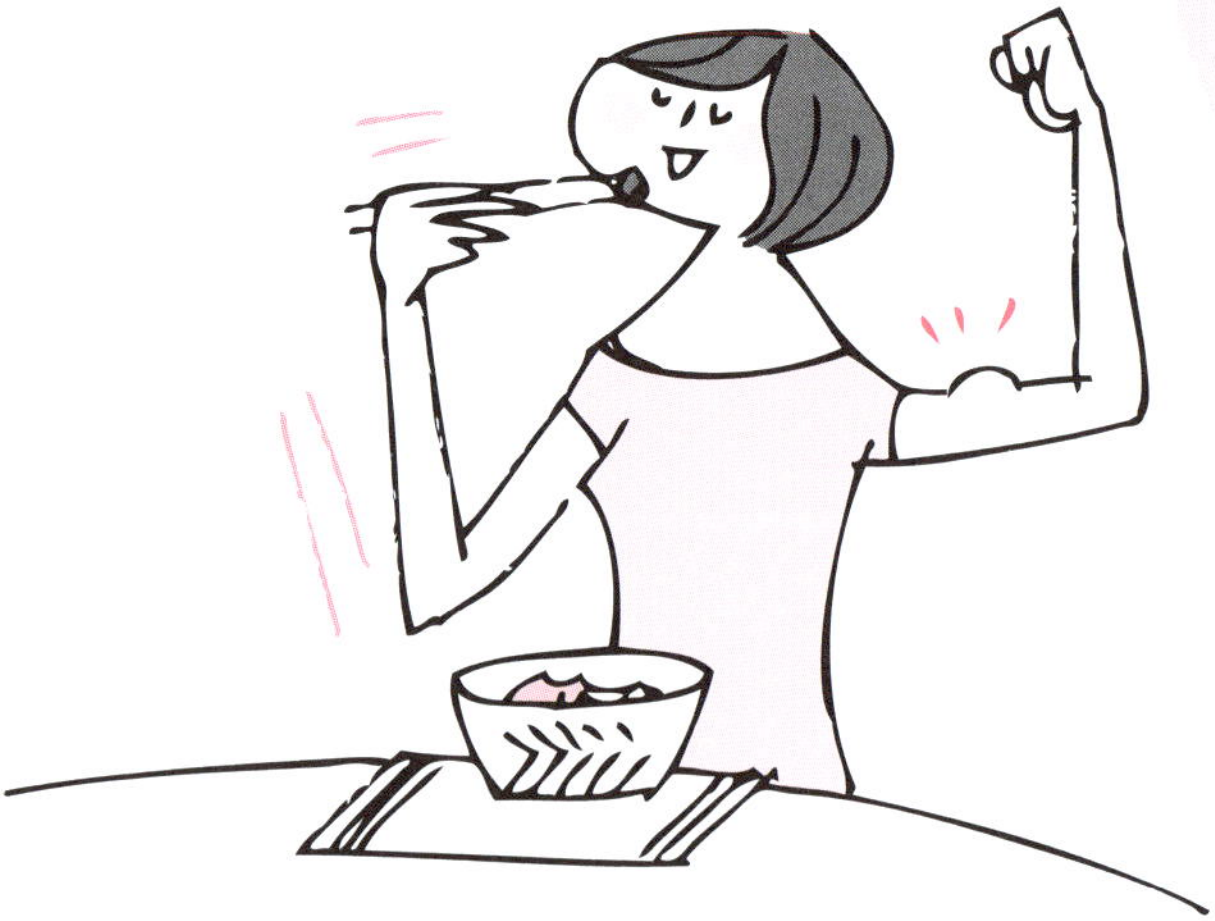

痩せる方向にリバウンドする理由⑵――満腹感

もう一つの理由は、

「レプチン」

というホルモンに関係があります。

レプチンは、私たちの体脂肪の中にあるホルモンで、食事を始めて一定の時間が過ぎると、満腹中枢を刺激して、もうこれ以上食べないでください、という命令を出します。

このレプチンのおかげで私たちは満腹感を得られ、ああ、お腹がいっぱい！　という、あの幸福な感覚を味わうことができるのです。

一時、このレプチンは、〝夢の痩せ薬〟になるかもしれない、と期待されたことがありました。

レプチンには食欲を抑える働きがあるので、これを薬にしてたくさん飲めば、だれでも簡単にダイエットできると……理屈の上では確かにそうなんですが、でも、うまくはいきませんでした。

さて、

レプチンは、体脂肪の中にあります。

となると、「太っているほどレプチンも多くなるはずでは？　太っている人の方が、レプチンによって簡単に食欲を抑えられているのではないか？」と思う人も多いでしょう。ところが、そんなことはありません。

ここで科学者は困り、研究をした結果、こんなことがわかりました。

体重が増えて体脂肪が多くなれば、レプチンも多くなります。すると、レプチンがあまり多いために鈍感になってしまい、満腹中枢を刺激するタイミングが狂ってしまうのだそうです。その結果、いつまでも満腹感が来ないので食べすぎ、ますます太る、という悪循環になるのです。

結局、科学者たちの結論は、

レプチンが正常に働いて食欲を抑えてくれるのは、体脂肪がそれほど多くない人の場合に限る、

というものでした。

ということは、

ダイエットによって一度、体脂肪率を落としてしまえばあとはしめたもの。

自動的にレプチンが働いて、適度に食欲を抑えてくれるので、リバウンドは起こらない、

という理屈になります。

「晩ごはんダイエット」で体脂肪率を20パーセント以下に落とした私にリバウンドが来なかった二つ目の理由は、これだったのです。

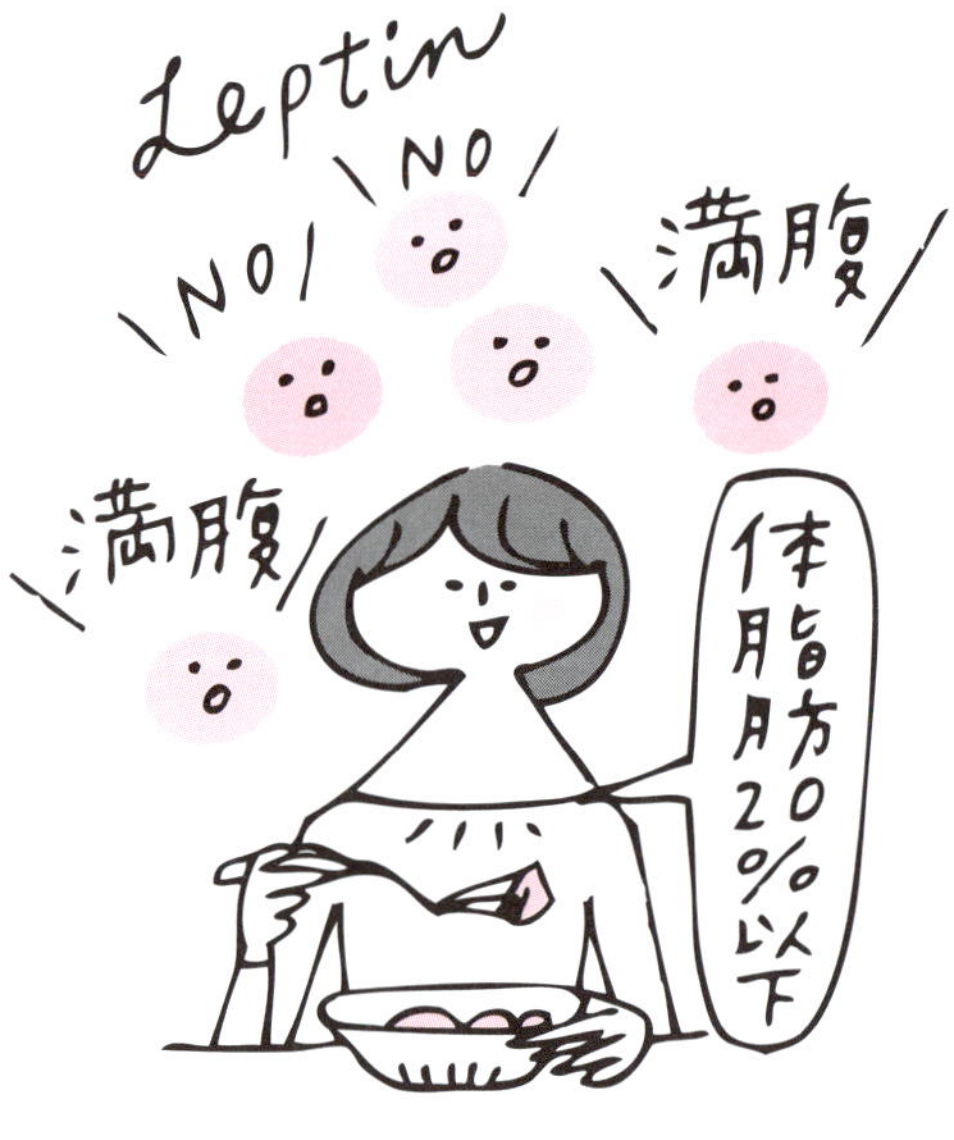

激しい運動と無理な食事制限はダイエットの敵

「基礎代謝」と「レプチン」――この5年間、体重が増えても知らない間に減っていた理由は、この二つが私の身体の中でしっかり働いてくれていたからのようです。ありがたいことです。

良質な食事と散歩で

きちんと筋肉をつけて基礎代謝を上げ、レプチンを効果的に働かせて満腹感を得やすい身体にする。

――当たり前のようですが、これこそ、リバウンドしないダイエットの最大の基本なのです。

さて、もう一つレプチンについて大切なことを覚えておいてください。

極端なダイエットで激やせしたら、レプチンはどうなるか？

実は、急に体脂肪が減ると、当然、レプチンも急に減ります。すると、急激に少なくなったレプチンがまたまたパニックに陥って、満腹中枢を刺激するタイミングを失います。その結果、空腹感が続き、いつまでも食べ続ける、ということが起こって、あっという間にリバウンドしてしまうのです。

急激なダイエットではリバウンドが避けられない、

ということが、改めてよくわかりました。

運動も同様です。散歩は、ゆったりと無理せず続けられる運動です。パート6で詳しく説明しているように、息を止めないとできないような運動や、激しい運動では、かえっていいダイエットに向いた筋肉はつきません。

つらくない食事、つらくない運動を、愚直に続けること。ダイエットの近道はこれしかないのです。

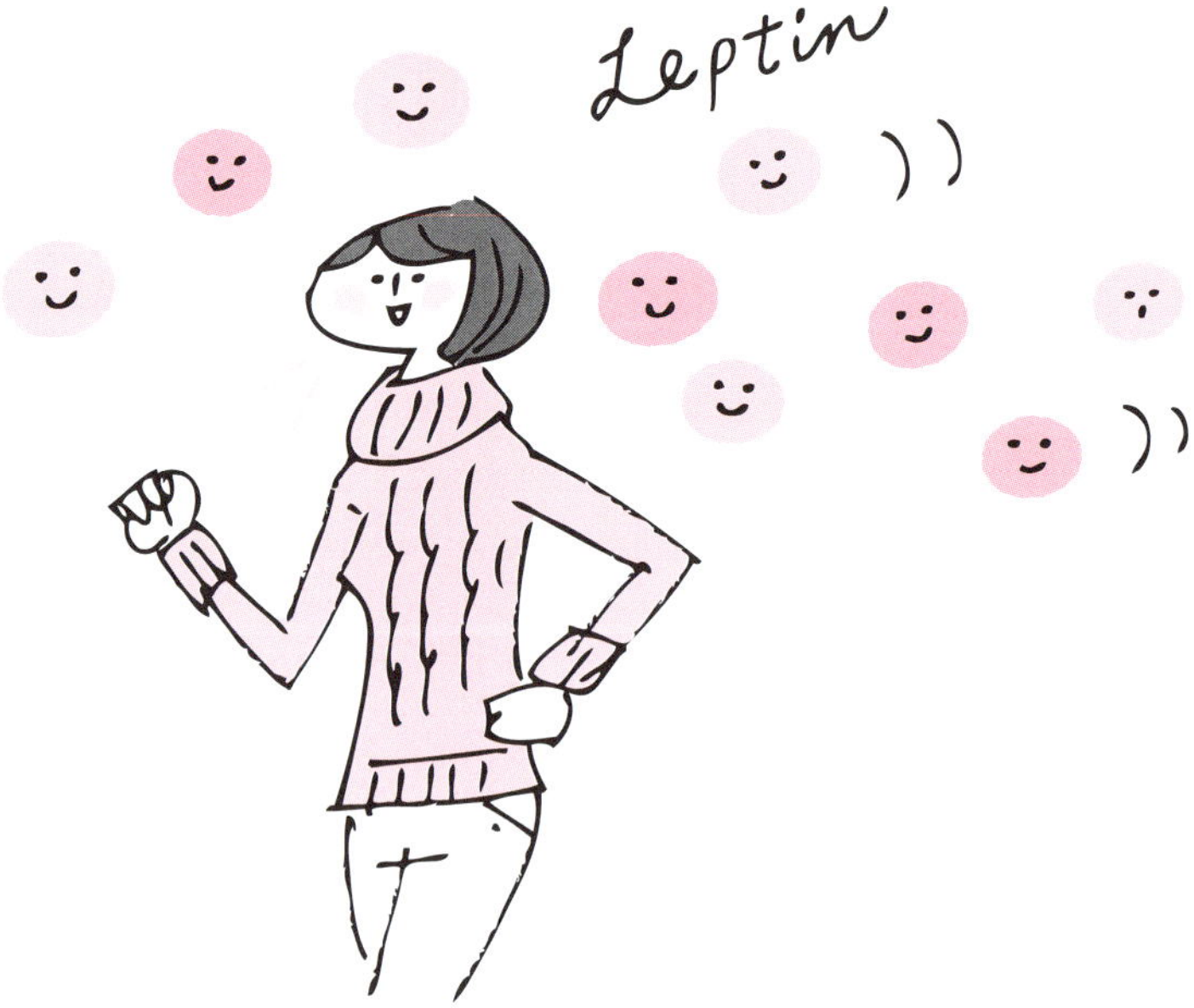

外食もこわくない！食事の最初に豆腐を食べる

最後に、豆腐の食べ方のワンポイントアドバイスです。

ここまで、ダイエットの成功のためには、とにかく「豆腐」を自分の味方にするのが一番の近道だと書いてきましたが、毎日、豆腐料理を実行できるというわけでもないでしょう。料理をするのが面倒くさい時もあるでしょうし、コンビニの食事になってしまうこともあるものです。また、飲み会に誘われたらどうしましょう……。

そんな方にとっても、実はお豆腐を毎晩食べることは、実は難しくありません。

料理をするのが面倒だったり、コンビニの食事になってしまう時も、必ず、冷奴はメニューに入れて下さい。そして、豆腐を食事の最初にいただきます。

居酒屋に行った時もそうです。少しお行儀が悪くても、「お先に冷奴をいただいていいですか」と、豆腐をいただいてしまいます。

食事の最初に豆腐を食べてしまえば、腹もちがするので、食べすぎを防げます。何より、豆腐を食べてからお酒を飲むと、悪酔いすることがありません。

仕事が忙しい女性や、料理が苦手な男性でも、この方法だったら、毎日でも実行できるのではないでしょうか。

そして、もう一つ、気をつけるべきは、塩分を控えること。塩分のとりすぎは、むくみやすい身体を作るので、外食の時もできるだけ、塩分を控えるようにすることです。

そしてもう一つの奥の手を教えましょう。食事の前に一杯の豆乳を飲むのです。豆乳は豆腐と同じ成分ですから、コンビニなどで豆乳を買って飲むだけでもいいのです。

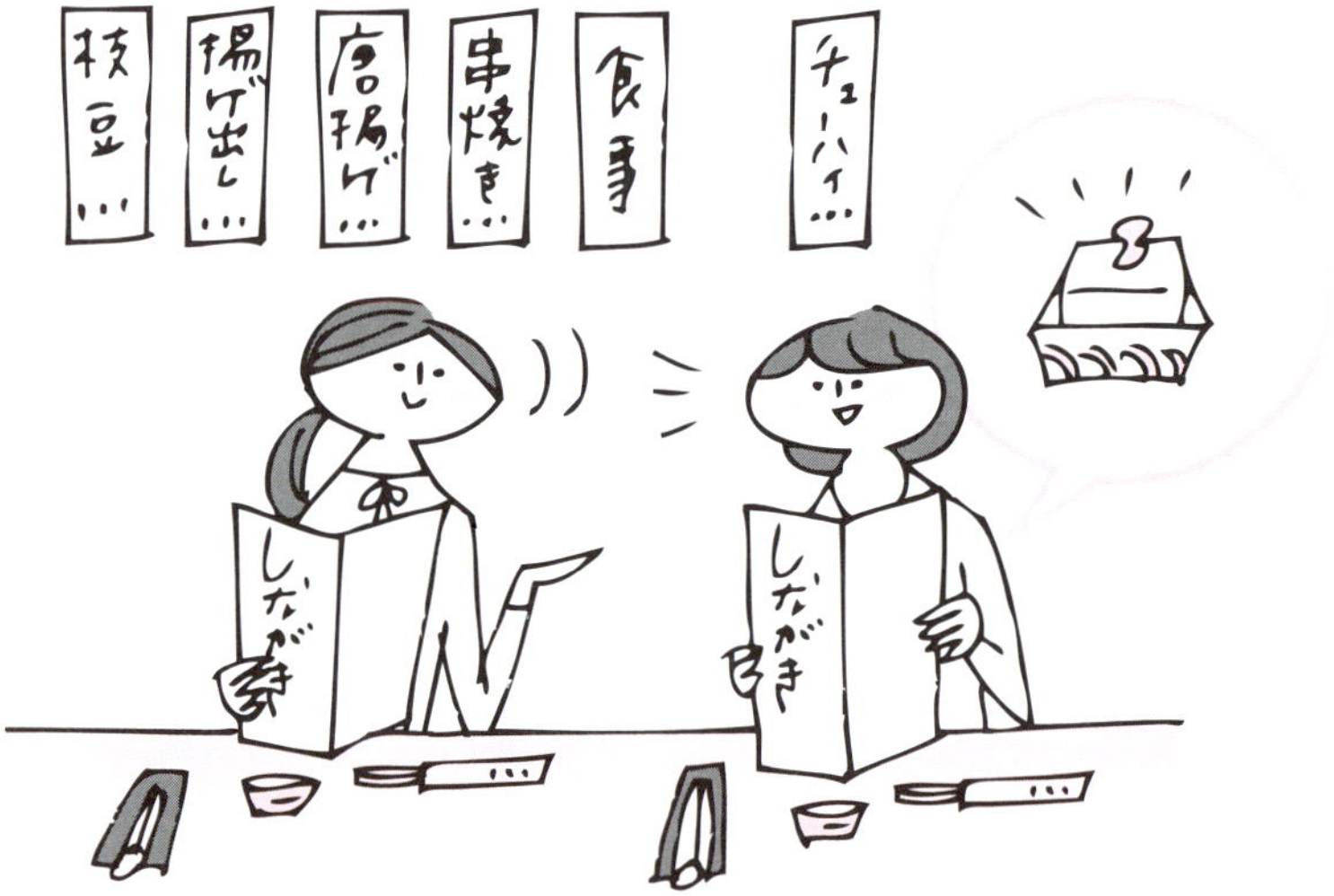

軽くなった身体は
キレイになることを求め始める

ダイエットが成功すると、物理的に身体が軽くなります。しかも、「晩ごはんダイエット」に成功した後では、散歩によってしなやかで丈夫な筋肉がついていますから、動くことが気持ちよくてたまらなくなります。

こうして、身体についたほどよい筋肉は衰えることなく、美しさと、健康の両方を維持してくれます。

さらに、ダイエットに成功したほとんどの人が言うことですが、おしゃれが楽しくなります。それまで敬遠していた、身体の線を出すようなファッションも、積極的に取り入れるようになります。そうすると、外に出るのが楽しくなって人間関係も広がっていきます。自分自身もとても前向きな気持ちになれます。

軽くなった身体は、自然とキレイになることを求め始めるのです。「キレイに痩せた自分」と長くつきあっていくためには、ストレスは最大の敵です。だからこそ、ストレスの少ない「晩ごはんダイエット」が、美と健康のために最大の効果を持ったダイエット方法だと言えるのです。

―― 美波紀子（みなみのりこ）――

神戸市生まれ。上智大学文学部卒業。サプリメントアドバイザー、食農検定などの資格を持つ。出版社勤務の後、執筆、講演活動へ。『確実に痩せてリバウンドしない 晩ごはんダイエット』『簡単で確実に痩せる 晩ごはんダイエット成功レシピ集』（ともに幻冬舎文庫）が、シリーズ30万部のベストセラーに。『晩だけしょうが豆腐ダイエット』『60歳からは牛肉ダイエット』（ともに海竜社）、『明日から「朝型人間」になる！』（ソフトバンク新書）ほか、著書多数。

参考文献

『「からだに効く食べ方」バイブル』監修：阿部絢子／主婦と生活社
『からだに効く栄養成分バイブル　最新版』監修：中村丁次／主婦と生活社
『食品成分表 2014』監修：香川芳子／女子栄養大学出版部

取材させていただいた方々

藤江淳子さま／待乳山親方夫人／西谷光江さま／㈱ロッテさま／
手塚恵子さま／㈱紀文食品さま／ハウス食品㈱さま／藤本由美子さま

デザイン＆イラスト

カバーデザイン：望月昭秀（NILSON）
本文デザイン：小山宏之（美創）
イラスト：柿崎こうこ

本書は、平成18年7月に幻冬舎文庫より刊行された『確実に痩せてリバウンドしない 晩ごはんダイエット』を一部修正、最新情報を入れて改訂したものです。

確実に痩せてリバウンドしない 晩ごはんダイエット 決定版

2015年1月10日　第1刷発行

著　者　美波紀子
発行者　見城　徹

発行所
株式会社 幻冬舎
〒151-0051 東京都渋谷区千駄ヶ谷 4-9-7
☎ 03（5411）6211（編集）
☎ 03（5411）6222（営業）
振替 00120-8-767643

印刷・製本所
株式会社 光邦

Printed in Japan
ISBN978-4-344-02701-5 C0095
幻冬舎ホームページアドレス　http://www.gentosha.co.jp/

この本に関するご意見・ご感想をメールでお寄せいただく場合は、
comment@gentosha.co.jp まで。

GENTOSHA